Necesidad de Respiración

Coordinadora Editorial: *Alba Flores Reyes*

Editor: *Diego Molina Ruiz*

Copyright © 2017 Diego Molina Ruiz (Editor)

Edita: sapientiaEd diegomolinaruiz@gmail.com

Coordinadora Editorial: Alba Flores Reyes

Diseño de portada: Diego Molina Ruiz

Imagen de portada: María López Zapata

Título de la obra: Necesidad de Respiración

Libro número 1

Serie: Notas sobre las 14 Necesidades de Virginia Henderson

Primera edición: 27/07/2017

Nº de páginas: 129

Autora: Alba Flores Reyes

Autora: Sandra Olivera Domínguez

ISBN-10: 1974154807
ISBN-13: 978-1974154807

Edición impresa en papel y ebook disponible en:
www.amazon.com y www.amazon.es

TÍTULO DE LA OBRA:
NECESIDAD DE RESPIRACIÓN

LIBRO NÚMERO 1
SERIE: NOTAS SOBRE LAS 14 NECESIDADES DE VIRGINIA HENDERSON

AUTORAS:

ALBA FLORES REYES
SANDRA OLIVERA DOMÍNGUEZ

EDITOR: *Diego Molina Ruiz*

PRESENTACIÓN

El arte de cuidar remota desde tiempos inmemorables, con una constante evolución de la evidencia científica, nuevos descubrimientos, técnicas así como mejoras en los procedimientos actuales.

Estamos en un momento en el que la calidad de la salud es más que la propia vida, y el equilibrio entre la mente y cuerpo es aquel que hace que una persona alcance su máximo esplendor y satisfacción en la vida. La Independencia es sinónimo de salud.

El lector puede comprobar gratamente el más actual abordaje hasta el momento de manera concisa y completa de los procedimientos en cada una de las 14 necesidades de Virginia Henderson: respiración, alimentación, eliminación, movimiento, sueño y descanso, arreglo personal, temperatura, higiene, seguridad, comunicación, creencias, crecimiento personal, entretenimiento y aprendizaje. De esta manera ayuda tanto a los estudiantes como a los profesionales a subsanar los errores que podamos estar cometiendo actualmente o a completar carencias actuales que presentemos en nuestros cuidados basados siempre en la mejor evidencia disponible.

La referencia a los cuidados está presente en todo el recorrido de la colección. Hoy en día no sería posible el abordaje del cuidado del paciente como ser biopsicosocial sin reconocer el aporte cada miembro del equipo sanitario. Por ello esta colección aporta el enriquecimiento multidisciplinar y cooperación de las diferentes categorías profesionales sanitarias. En este aspecto, en la colección se contempla una amplia visión de las actuaciones centradas en el paciente y no tanto hacia la técnica.

Nuestra profesión avanza a pasos agigantados y nosotros, como no puede ser de otra manera, con ella.

En palabras de la propia Virginia Henderson "La enfermera es temporalmente la conciencia del inconsciente, el amor de vida para el suicida, la pierna del amputado, los ojos del recientemente ciego, el medio de locomoción para el infante, y una voz para aquéllos demasiado débiles para hablar".

Alba Flores Reyes
Coordinadora Editorial

EDITOR: *Diego Molina Ruiz*

DEDICATORIA

El presente libro en particular y la colección "Notas sobre las 14 Necesidades de Virginia Henderson" a la que pertenece, en general, van dedicados a todas las personas interesadas en alguna de las necesidades que aquí se tratan. Y en particular a las personas que cuidan, sean familiares, profesionales o amigos. Y también a todas las personas interesadas en conocer o practicar todo el saber que su lectura ofrece.

¡Salud y Ánimo!

Diego Molina Ruiz

EDITOR

CONTENIDO

AGRADECIMIENTOS

A todo el elenco de autores que han hecho posible la elaboración del presente libro y en su conjunto toda la colección que forman la serie denominada "Notas sobre las 14 Necesidades de Virginia Henderson". A su coordinadora editorial y a un equipo de profesionales que destacan por su incansable interés por indagar en éstas necesidades y la innovación basada en la evidencia. El conocimiento apoyado por la investigación y la experimentación de prácticas clínicas que conforman la experiencia del trabajo diario. Con la observación y recogida de las anotaciones necesarias para ser plasmadas y compartidas a través los textos incluidos en ésta obra.

1 INTRODUCCIÓN

El presente libro sirve como ayuda para el día a día de los profesionales del equipo multidisciplinar sanitario a mejorar y reforzar su conocimiento, así como a los profesionales en su inicio de la carrera profesional en este entorno, y a estudiantes universitarios para ayudarles en su aprendizaje. Todo ello enfocado en el contexto de las 14 necesidades de Virginia Henderson.

Con este libro pretendemos conseguir que se conozca el actual abordaje de la necesidad de respiración: respirar normalmente, comenzando con el recordatorio de todos aquellos conceptos previos que conciernen al aparato respiratorio tanto de anatomía como de fisiología, así como el abordaje de las principales patologías respiratorias haciendo un acercamiento de los cuidados de enfermería que deben aplicarse en cada una de ellas. También se expone la valoración inicial, pruebas complementarias diagnósticas del sistema respiratorio y protocolos bajo el uso de la mejor evidencia científica en cuanto a dispositivos y técnicas para solventar y ayudar a aquellos pacientes con problemas para el afrontamiento de esta necesidad y cuidados generales.

También pretendemos que sea un libro de fácil acceso para poder solventar dudas y que ayude a llevar a cabo las directrices más correctas del cuidado integral del paciente como ser bio-psico-social. De esta manera aportamos un libro dinámico, útil y actualizado que presenta los mejores cuidados ayudando a subsanar errores que podamos estar cometiendo actualmente o a completar carencias actuales que presentemos en nuestros cuidados basado siempre en la mejor evidencia científica disponible en la actualidad.

2 CONCEPTOS

Antes de adentrarnos en esta necesidad, es conveniente recordar la anatomía y fisiología del aparato respiratorio para que de esta forma, sea más fácil comprender las patologías que afectan al aparato respiratorio y los diferentes procedimientos que se llevarán a cabo para valorar la función del mismo y resolver los problemas que puedan afectarle.

Las funciones del aparato respiratorio son: el intercambio gaseoso, captando el O_2 del aire ambiente para llevarlo a las células del organismo y eliminando el CO_2 que se producen por el metabolismo de las mismas; la regulación del pH sanguíneo; y además, tiene los receptores específicos del olfato, filtra, calienta y humedece el aire inspirado, también es el responsable de la fonación y además excreta pequeñas cantidades de agua y calor[1].

2.1 ANATOMIA DEL APARATO RESPIRATORIO.

El aparato respiratorio está formado por la nariz, la faringe, la laringe, la tráquea, los bronquios y los pulmones. Estas estructuras pueden clasificarse según su estructura o según la función que desempeñen[1]:

Según su estructura, se clasifican en dos fracciones: Vías respiratorias superiores, que consta de, nariz, cavidad nasal, faringe y las estructuras asociadas; y las vías respiratorias inferiores, donde se incluyen la laringe, la tráquea, los bronquios y los pulmones *(Véase Anexo 1 para las estructuras respiratorias)*[1].

Según su función, las clasificaríamos en dos partes, que serían la zona de conducción y la zona respiratoria. Dentro de la zona de conducción se incluyen aquellas estructuras que están conectadas entre sí, como son nariz, cavidad nasal, faringe, laringe, tráquea, bronquios, bronquiolos y bronquiolos terminales; cuya función es la de filtrar, calentar y humidificar el aire que posteriormente dirigirán hacia los pulmones. En la zona respiratoria, constan los tubos y tejidos que se encuentran dentro de los pulmones y cuya función es la de realizar el intercambio gaseoso entre el aire que entra y la sangre, estos son, los bronquiolos respiratorios, conductos alveolares, los sacos alveolares y los alvéolos)[1].

La **nariz** es un órgano especializado que constituye la entrada al aparato respiratorio. Podemos dividirlas en dos porciones, la externa y la interna[1].

La parte externa está formada por los huesos del cráneo frontal, maxilar y nasal, y por cartílago hialino (lo que le confiere flexibilidad) recubierto por piel y mucosa. En la parte inferior de la nariz, se encuentran las narinas, que son los orificios nasales *(Véase anexo 2 para las estructuras externas de la nariz)*[1].

Las funciones que desempeñan estas estructuras son tres: calentar, humidificar y filtrar el aire que se inhala, la detección del estímulo olfatorio y por último, la modificación del sonido emitido por las cuerdas vocales, a medida que las vibraciones pasan por las cámaras de resonancia[1].

La parte interna, denominada también cavidad nasal, está situada en el interior del cráneo, en posición inferior con respecto al hueso nasal y superior a la cavidad bucal. Esta zona se conecta con la parte externa y con la faringe a través de las coanas. La parte interna está formada sus laterales por el etmoides, el maxilar, el lagrimal, el palatino y los cornetes nasales inferiores. El techo también está formado por el etmoides. Esta composición ósea ayuda a mantener la permeabilidad de la cavidad nasal[1].

La cavidad nasal se divide en, una región respiratoria, que es más grande y situada en posición inferior, y en una región olfatoria, que es más pequeña y está situada en una posición superior. La región respiratoria se encuentra tapizada por un epitelio cilíndrico ciliado con células caliciformes, encargadas de la secreción de moco. Además, la parte anterior de la cavidad nasal, se encuentra dividida verticalmente por el tabique nasal, dividiendo la cavidad en derecha e izquierda[1].

La **faringe**, también conocida como garganta, en un conducto con una longitud de aproximadamente 13 cm, que se extiende desde las narinas internas, hasta el cartílago cricoides. Se sitúa por detrás de la cavidad nasal y bucal, por encima de la laringe y delante de la columna vertebral cervical[1].

La pared está formada por músculos esqueléticos y recubiertos por mucosa. Estos músculos relajados, permiten el paso del aire, y la contracción de los mismos, favorecen la deglución. Además, actúa como caja de resonancia para los sonidos emitidos a través de las cuerdas vocales, y es donde se instalan las amígdalas, responsable de la respuesta inmunológica frente agentes extraños[1].

La faringe se divide en tres regiones: la nasofaringe, la bucofaringe y la laringofaringe:

- Nasofaringe: localizada entre la cavidad nasal y el paladar blando (suelo de la cavidad bucal). Posee 5 aberturas (fosas nasales, trompas de Eustaquio y la abertura hacia la bucofaringe) y es aquí donde se encuentra la amígdala faríngea o adenoides. Está tapizada por epitelio ciliado, encargado de desplazar el moco hacia la región inferior de la faringe, e intercambia aire con las trompas auditivas para regular la presión en relación al oído medio[1].

- Bucofaringe: Es la porción intermedia, y se extiende desde el paladar blando hasta el hueso hioides. Solo tiene una abertura, las fauces que se comunica con la boca. Tiene funciones tanto respiratorias como digestivas, por lo que se encuentra tapizada por un epitelio pavimentoso estratificado no queratinizado que la protege de la abrasión de los sólidos y líquidos. Aquí encontramos las amígdalas palatinas y linguales[1].

- Laringofaringe: Comienza en el hueso hioides, y en su extremo distal, en la parte posterior se conecta con el esófago, y en la anterior con la laringe; por lo que también constituye una vía de paso tanto para el aparato respiratorio como para el digestivo, y al igual que la bucofaringe, también se encuentra recubierto por epitelio pavimentoso estratificado no queratinizado[1].

La **laringe** es un conducto que conecta la faringe con la tráquea, y está formada por nueve piezas cartilaginosas[1]:

- Cartílago tiroides: Es impar y forma la pared anterior de la laringe, en los hombres está más desarrollado que en las mujeres debido a la acción de las hormonas sexuales masculinas.

- Epiglotis: También impar, es elástico y se encuentra recubierto de epitelio. La parte inferior se encuentra unida al cartílago tiroides y la superior puede moverse hacia arriba y abajo. De esta manera cuando se deglute, la faringe y laringe ascienden y la epiglotis desciende, tapando la glotis, y dirigiendo los alimentos y los líquidos hacia el esófago. Si alguna partícula, comida, líquido o humo pasaran a la laringe, se activaría el reflejo tusígeno, para tratar de eliminarlos de la cavidad.

- Cartílago cricoides: Anillo impar que constituye la pared inferior de la laringe y se encuentra unido al primer anillo de la tráquea. Este cartílago es el utilizado en caso de necesitar una vía aérea de emergencia, la traqueotomía.

- Cartílagos aritenoides: Son pares, de forma triangular, cuya función es articulares con el cartílago cricoides, confiriéndoles una gran amplitud de movimiento.

- Cartílagos corniculados: También pares, se sitúan en el vértice de los cartílagos aritenoides.

- Cartílagos cuneiformes: Son pares y se localizan delante de los cartílagos corniculados, cuya función es sostener los pliegues vocales y las paredes laterales de la epiglotis *(Véase Anexo 3)[1]*.

La laringe, en la zona superior a las cuerdas vocales, está recubierta de epitelio pavimentoso estratificado no queratinizado, y en la parte inferior a estas, epitelio pseudoestratificado ciliado que posee, células cilíndricas ciliadas, caliciformes y basales. El moco que secretan se encarga de atrapar las partículas que no han sido atrapadas con anterioridad y los cilios las barren desde el interior hacia la faringe, con el fin de eliminarlas de las vías respiratorias inferiores[1].

La **tráquea** es un tubo de 12 cm de longitud y 2,5 cm de diámetro, que se extiende desde la laringe hasta el borde de la quinta vértebra cervical, donde se divide en los bronquios principales, derecho e izquierdo[1].

Está formada por cuatro capas, de más interna a más superficial: mucosa, submucosa, cartílago hialino y adventicia. La mucosa está formada por epitelio cilíndrico pseudoestratificado ciliado, que cumple con la misma función que en la cavidad nasal y la faringe.[1]

Constituida por entre 16-20 anillos horizontales incompletos en forma de C de cartílago hialino que se apilan. La presencia de fibras musculares permiten que no se colapse y que se modifique su diámetro ligeramente durante la inspiración y la espiración[1].

Los **bronquios** comienzan inmediatamente tras la división de la tráquea. El derecho se dirige al pulmón derecho y el izquierdo al pulmón izquierdo. Existen ligeras diferencias entre ambos, ya que el derecho es ligeramente más vertical, más corto y más ancho que el izquierdo. Ambos tienen anillos cartilaginosos incompletos al igual que la tráquea y poseen el mismo tipo de revestimiento ciliado[1].

Justo donde la tráquea se bifurca en los bronquios principales, podemos distinguir una cresta interna denominada carina, que posee una mucosa muy sensible para desencadenar el reflejo tusígeno[1].

Una vez dentro de los pulmones, los bronquios principales se ramifican en otros más pequeños, los bronquios lobares, estos en bronquios segmentarios, que se vuelven a dividir en bronquiolos y por último en bronquiolos terminales. Todas estas divisiones reciben el nombre de árbol bronquial[1] *(Véase Anexo 4)*.

En los bronquiolos se encuentran las células de Clara, cuya función es proteger de los efectos de las toxinas inhaladas y los carcinógenos, producen surfactante y además funcionan como células madre, que originan células del epitelio[1].

Según se produce esta ramificación, aparecen cambios estructurales:

- En la mucosa del árbol bronquial: El epitelio cilíndrico pseudoestratificado ciliado que poseen los bronquios principales, lobares y segmentarios; cambian a simple ciliado con presencia de células caliciformes en los bronquiolos más grandes. En los siguientes bronquiolos, que son más pequeños, está presente el mismo tipo de epitelio anterior, pero sin células caliciformes. Y será en los bronquiolos terminales, cuando el epitelio sea cubico simple no ciliado. Entre sus funciones está la eliminación de partículas extrañas. En las primeras porciones del árbol bronquial, estas partículas se eliminan, primero siendo atrapadas con el moco que producen las células caliciformes, y desplazadas por los cilios hasta la faringe, con el fin de expulsarlas. En la última porción del árbol bronquial, los bronquiolos terminales, las partículas que se hayan podido inhalar se eliminan a través de los macrófagos[1].

- Los anillos cartilaginosos, se van reemplazando por placas de cartílago en los bronquios principales, y desaparecen en los bronquiolos distales[1].

- Al disminuir la presencia de cartílago, aparece músculo liso que permite la permeabilidad de las vías aéreas, aunque hay que tener presente que los espasmos en el musculo liso, puede comprometer esta permeabilidad[1].

Los **pulmones** son dos órganos con forma cónica situados en la cavidad torácica. Se encuentran separados por el corazón y el mediastino, que es una estructura que divide la cavidad torácica en dos compartimentos independientes. Están protegidos por dos capas de serosa, la membrana pleural. Esta se divide en dos capas: la pleura visceral, que tapiza los pulmones; y la parietal que hace lo mismo en la cavidad torácica. Entre estas dos capas, hay un pequeño espacio, el espacio pleural que contiene un líquido que funciona como lubricante entre ambas capas, para que se deslicen durante los movimientos respiratorio, además que hace que las dos pleuras se quede adheridas entre sí[1].

Se extienden desde el diafragma hasta un poco más arriba de las clavículas y están delimitados por las costillas. La parte inferior, llamada base, es más ancha y tiene una forma cóncava que coincide con la convexidad del diafragma. La parte superior, es más estrecha y recibe el nombre de vértice. La zona del pulmón que está en contacto con las costillas, se denomina superficie costal, y la que lo hace con el mediastino, es la superficie mediastínica. Es en esta superficie donde se encuentra el hilio, a través del cual, el bronquio, vasos sanguíneos, linfáticos y los nervios entran y salen del pulmón[1].

Los pulmones se encuentran divididos en lóbulos por una o dos fisuras. Ambos tienen una fisura oblicua (lóbulo superior e inferior), y solo el derecho tiene otra horizontal (lóbulo medio) *(Véase Anexo 5)[1]*. Cada lóbulo recibe su bronquio lobar, que se denominarán bronquio lobar superior, inferior y medio (solo en el caso del derecho). Serán estos bronquios lobares, los que den lugar a los bronquios segmentarios, que son 10 en cada pulmón, y dan lugar al segmento broncopulmonar, que poseen tejido conectivo, un arteriola, una vénula, un vaso linfático y una rama de un bronquiolo terminal. Estos últimos se dividen en bronquiolos respiratorios y conductos alveolares.

De los conductos alveolares, salen los alveolos y los sacos alveolares, que no son más que una evaginación de la pared del conducto. Los alveolos tienen dos tipos de células epiteliales. Las tipo I, que son las más numerosas, encargadas del revestimiento del alveolo y constituyen el centro del intercambio gaseoso; y las tipo II o septales, contienen microvellosidades, secreta liquido alveolar y se encarga de mantener la humedad del aire y las células. Este líquido alveolar contiene surfactante que impide que los alveolos se colapsen[1].

El intercambio de O_2 y CO_2 tiene lugar por difusión a través de las paredes de los alveolos y los capilares, que forman la membrana respiratoria.

2.2. FISIOLOGIA DEL APARATO RESPIRATORIO. VENTILACIÓN PULMONAR.

El intercambio gaseoso en el organismo, la respiración, tiene tres pasos:

- La ventilación pulmonar es la inspiración y la espiración de aire, produciéndose un intercambio entre el aire atmosférico y los alveolos pulmonares[1].

- La respiración externa es el intercambio de gases entre la sangre que circula por los capilares sistémicos y la que circula por los capilares pulmonares. Aquí la sangre de los capilares pulmonares pierde CO_2 y gana O_2[1].

- La respiración interna es el intercambio de gases entre la sangre que circula por los capilares sistémicos y las células del organismo. La sangre pierde O_2, que dará a las células para que realicen sus reacciones metabólicas, y ganarán el CO_2 resultante de esas reacciones. Este consumo de O_2 y producción de CO_2 y ATP, por parte de las células sistémicas, es lo que se conoce como respiración celular[1].

La ventilación pulmonar comprende los procesos de inspiración y espiración, donde se produce un movimiento de aire dentro y fuera de los pulmones. Este movimiento responde a la ley de Boyle por los cambios de presiones, que dice que el volumen de un gas varía en relación inversa a la presión cuando la temperatura es constante[1].

Durante la inspiración, se produce una disminución de la presión alveolar con respecto a la atmosférica. Así, el diafragma y los músculos intercostales externos se contraen, aumentando el diámetro del tórax, disminuyendo la presión pleural y provocando la expansión de los pulmones. Esta expansión pulmonar, disminuye la presión alveolar, por lo que el aire atmosférico fluye a favor del gradiente de presión, desde el exterior hacia los pulmones[1].

Si esta inspiración fuera forzada, se involucrarían otros músculos, denominados los músculos inspiratorios accesorios que son, el esternocleidomastoideo, escalenos y pectorales menores[1].

La espiración se produce cuando la presión en los alveolos es mayor que la presión atmosférica. Se produce cuando el diafragma y los músculos intercostales externos se relajan y el tórax y los pulmones se retraen y la presión intrapleural aumenta, desplazando el aire desde dentro de los pulmones hacia el exterior[1].

Al igual que en la inspiración forzada, la espiración forzada compromete a otros músculos accesorios, que en este caso son los músculos intercostales internos y los abdominales[1].

Respiración externa e interna.

La respiración externa o ventilación pulmonar, es la difusión de O_2 desde el aire de los alveolos a la sangre a través de los alveolos pulmonares; y de CO_2 en la dirección contraria[1].

De esta manera, la ventilación pulmonar, convierte la sangre sistémica desoxigenada que llega a través del ventrículo derecho, en sangre oxigenada, que envía a la aurícula izquierda. Este proceso se realiza en los capilares pulmonares, que a medida que fluye la sangre, capta el O_2 de los alveolos y deja el CO_2, esto se produce desde donde presión parcial es mayor a donde es menor[1].

Una vez llega la sangre al ventrículo izquierdo, este impulsa la sangre oxigenada hacia la aorta y de aquí a todas las arterias y capilares sistémicos, donde también se produce un intercambio de O_2 y CO_2, entre dichos capilares y las células; este intercambio es la respiración interna. Según el oxígeno va introduciéndose en las células, la sangre se va desoxigenando, para comenzar un nuevo ciclo. Este proceso tiene lugar en todas las células del organismo[1].

Este intercambio gaseoso pulmonar y sistémico no es siempre igual, pues se ve condicionado por diversos factores:

- Diferencia de presión parcial de los gases: La pO_2 alveolar, debe ser mayor que la pO_2 sanguínea para que el oxígeno difunda desde los alveolos hacia la sangre[1].

- Superficie disponible para el intercambio de gases: Cualquier patología que disminuya la superficie de las membranas respiratorias, disminuye la velocidad de difusión[1].

- Distancia de difusión: La membrana respiratoria es muy fina para que la difusión se produzca rápidamente, la acumulación de líquido intersticial entre los alveolos, como se da en el edema pulmonar, disminuye la velocidad de intercambio porque aumenta la distancia de difusión entre la membrana respiratoria y la hemoglobina de los eritrocitos[1].

- Peso molecular y solubilidad de los gases: El O_2 tiene un peso molecular más bajo que el CO_2, sin embargo este se disuelve mejor en los líquidos de la membrana respiratoria, por lo que la difusión de este hacia el exterior es mayor que la de O_2 hacia el interior. Por lo tanto, cuando la difusión es más lenta de lo normal, suele faltar O_2 (hipoxia) antes que se produzca una retención de CO_2 (hipercapnia) significativa[1].

El oxígeno que pasa a través de la membrana respiratoria a la sangre sistémica, no se disuelve en el plasma (solo un 1,5%), sino que se une a la hemoglobina de los eritrocitos, que es la encargada de transportarlo por todo el organismo hasta las células[1].

Esta unión del oxígeno con la hemoglobina (Hb) está condicionada por varios factores como son la presión parcial de O_2, el pH del medio, la presión parcial de CO_2, la temperatura y el contenido de bifosfoglicerato en los eritrocitos[1].

- pO_2: a mayor cantidad de O_2 más oxigeno se combina con la Hb.

- pH: Cuando aumenta la acidez ($\downarrow$pH) la afinidad de la hemoglobina por el O_2 se reduce y el O_2 se disocia con mayor facilidad.

- pCO_2: El CO_2 también puede unirse a la hemoglobina. A medida que aumenta la pCO_2 la hemoglobina libera O_2 más fácilmente.

- La temperatura: Según aumenta la temperatura, también lo hace la cantidad de O_2 que libera la hemoglobina.

- BPG: El bifosfoglicerato es una sustancia presente en los eritrocitos que disminuye la afinidad de la hemoglobina por el O_2, por lo que ayuda a la liberación del mismo por parte de la hemoglobina. Esta sustancia se produce cuando se realiza la glucólisis en las células, también aumenta en presencia de ciertas hormonas como la tiroxina, la hormona de crecimiento, la adrenalina, la noradrenalina y la testosterona, así como en las personas que viven en sitios de gran altitud.

2.3. VOLÚMENES Y CAPACIDADES PULMONARES.

Además de la anatomía y la fisiología, recordaremos también los volúmenes y capacidades pulmonares *(Anexo 6)*[1].

- Volumen corriente (VC): En reposo, un adulto realiza unas 12 respiraciones por minuto, movilizando en cada ciclo respiratorio unos 500mL de aire. Esta cantidad de aire que entra y sale es elVC[1].

- La ventilación minuto (VM): Es el volumen total inspirado y espirado por minuto, que se calcula multiplicando la frecuencia respiratoria por el volumen corriente[1].

- Volumen de reserva inspiratorio: Es la cantidad de aire adicional que entra en los pulmones tras realizar una inspiración más profunda, de manera que entran más de 500mL de aire. En los hombres es de aproximadamente 3100mL, y en las mujeres de 1900mL[1].

- Volumen de reserva espiratorio: Es la cantidad de aire que se puede eliminar después de realizar una espiración forzada. Este volumen adicional, es de 1200mL en los hombres y 700mL en las mujeres[1].

- Volumen residual: Cantidad de aire que queda remanente en los pulmones, y que no es posible eliminar, tras realizar una espiración forzada. Este volumen es aproximadamente, 1200mL en los hombres y 1100mL en las mujeres[1].

- Capacidad inspiratoria: Es la suma del volumen corriente y el volumen de reserva inspiratorio. Depende de si se calcula en hombres o en mujeres[1].
  - Hombres: 500mL + 3100mL= 3600mL
  - Mujeres: 500mL + 1900mL= 2400mL

- Capacidad residual funcional: Es la suma del volumen residual y el volumen de reserva espiratorio[1].
  - Hombres: 1200mL + 1200mL= 2400mL
  - Mujeres: 1100mL + 700mL= 1800mL

- Capacidad vital: Es la suma del volumen de reserva inspiratorio, el volumen corriente y el volumen de reserva espiratorio[1].
  - Hombres: 3100mL + 500mL + 1200mL= 4800mL
  - Mujeres: 1900mL + 500mL+ 700mL= 3100mL

- Capacidad pulmonar total: Es la suma de la capacidad vital y el volumen residual[1].
  - Hombres: 4800mL + 1200mL= 6000mL
  - Mujeres: 3100mL + 1100mL= 4200mL

3 PATOLOGÍAS

3.1. RESFRIADO COMÚN:

Es una infección aguda de las vías respiratorias superiores causada mayoritariamente por virus, y está relacionada con una debilitación del sistema inmunitario a causa del estrés o la exposición al frío[2].

Los virus causantes del resfriado son los rinovirus, los coronavirus, los adenovirus, el virus sincitial respiratorio y el virus parainfluenza y virus influenza (patógeno de la gripe)[2].

- Manifestaciones clínicas[2,3]:
  - Se manifiesta con síntomas generales como congestión nasal, febrícula, malestar general, estornudos y picor nasal, lagrimeo, irritación de la garganta, cansancio, cefalea o dolor articular.

- Tratamiento[2,3]:
  - El tratamiento del resfriado común es sintomático, dado que las infecciones víricas son las responsables del mismo.
  - Aporte oral abundante de líquidos.
  - Paracetamol e Ibuprofeno, que alivian los dolores, molestias y fiebre.
  - Expectorantes, para fluidificar las secreciones.

- Cuidados enfermeros[3]:
  - Instruir al paciente para evitar alérgenos.
  - Recomenzar el uso de soluciones salinas nasales para ablandar las secreciones.
  - Enseñar a utilizar los fármacos de forma adecuada.

3.2. FARINGITIS:

La faringitis es la inflamación de la mucosa de la laringe de causa infecciosa. Puede ser producido por bacterias o virus (en su mayoría)[4,5].

- Manifestaciones clínicas[5]:
    - En la faringitis de causa viral se acompaña de síntomas como congestión nasal, febrícula, tos disfonía, cefalea o mialgias.
    - En la faringitis bacteriana aparece un cuadro brusco de fiebre alta con escalofríos, odinofagia y disfagia, sin los síntomas descritos anteriormente característico de las infecciones virales.
    - También aparece dolor y enrojecimiento de la garganta, náuseas, dolor de cabeza, exudado amigdalar o adenopatías cervicales dolorosas.

- Tratamiento[5]:
    - En el caso de que la infección esté causada por bacterias, se administraran antibióticos con el objetivo de acortar el curso de la enfermedad, erradicar el germen, evitar el contagio, las complicaciones y mejorar los síntomas.
    - Analgésicos y antiinflamatorios.
    - Hidratación.
    - Si la tos es dolorosa, antitusígenos.

- Cuidados de enfermería[3]:
    - Recordar la importancia de hidratarse correctamente.
    - Enseñar e insistir en la importancia de seguir con el tratamiento, sobre todo en el caso de faringitis bacteriana por estreptococo hemolítico por las posibles complicaciones.

3.3. BRONQUITIS AGUDA:

La bronquitis es la inflamación de las vías respiratorias inferiores, sobre todo los bronquios, aunque también puede extenderse hacia los bronquiolos. Puede ser causada por una infección vírica o bacteriana, donde la mayoría de las veces, comienza por un resfriado y posteriormente se va esparciendo hacia los pulmones[6].

- Manifestaciones clínicas[7]:
    - Molestia en el pecho.
    - Tos que produce secreciones.
    - Fatiga.

- Febrícula.
- Dificultad respiratoria que empeora con la actividad física.
- Sibilancias, sobre todo en personas con asma.

- Tratamiento[6]:
  - Si es por causa viral, el tratamiento es meramente sintomático y se administrarán antipiréticos, reposo e hidratación.
  - Si es por causa bacteriana, el tratamiento de elección son los antibióticos, además del tratamiento de los síntomas.

- Cuidados enfermeros[6]:
    - Advertirle de no automedicarse con antibióticos si la causa es desconocida, o sin indicaciones previas.
    - Recordarle la importancia de lavarse las manos si ha estado en contacto con secreciones.
    - Recordar la necesidad de hidratarse.
    - Informar de la necesidad de acudir a su médico si los síntomas duran más de 15 días.
    - Si los síntomas provocan dificultad respiratoria, recomendar reposo, hasta mejoría.
    - Realizar higiene de las vías respiratorias con solución salina, para hidratar las secreciones.
    - Controlar la temperatura.
    - En casos de hipoxia, administrar oxigenoterapia.
    - Realizar fisioterapia respiratoria con percusión torácica y drenajes. posturales para movilizar las secreciones y facilitar su eliminación.

3.4. NEUMONÍA:

La neumonía es la inflamación del tejido pulmonar provocada por agentes patógenos, sobre todo por bacterias, aunque también puede ser ocasionada por virus y hongos[8].

Podemos clasificarla según el grupo de población afectada en neumonía extrahospitalaria o adquirida en la comunidad y en la neumonía intrahospitalaria o nosocomial, que aparece en los pacientes ingresados en un hospital al menos 72 horas antes de que empiecen los síntomas o en la primera semana tras el alta[8].

Aquellos factores de riesgo más comunes son el tabaquismo, las enfermedades crónicas, malnutrición, exceso de peso, demencia, edades extremas, esplenectomía, alcoholismo, tratamientos inmunosupresores o con corticoides de forma crónica, residentes en centros de enfermos crónicos, exposición a drogas por vía parenteral[8].

- Manifestaciones clínicas:
  - Tos
  - Fiebre
  - Expectoración
  - Dolor torácico de características pleuríticas: el dolor aumenta con los movimientos respiratorios.
  - Dificultad respiratoria.
  - Afectación del estado general: sudoración, aumento de la frecuencia cardiaca y aumento de la frecuencia respiratoria[8].

Estas manifestaciones pueden darse de forma típica o atípica:

- Cuadro clínico típico: comienzo brusco, escalofríos, fiebre alta, tos productiva, una expectoración purulenta y dolor torácico de características pleuríticas. Y producida por ejemplo por el neumococo.
- Cuadro clínico atípico: Tos no productiva, molestias inespecíficas, manifestaciones extrapulmonares, dolores en las articulaciones y músculos, dolor de cabeza alteración del estado de consciencia o gastrointestinales. Producida por ejemplo por la Legionella o Mycoplasma[8].

- Tratamiento:
  - Antibióticos
  - Hidratación
  - Reposo
  - Antipiréticos
  - Fármacos para tratar las complicaciones.
  - Si hubiese un empeoramiento de los síntomas o de las enfermedades subyacentes, es posible que el paciente necesitase hospitalización para poder proporcionarle un tratamiento más avanzado[8].

- Cuidados de enfermería:
  - Realizar valoración respiratoria y de los signos vitales incluyendo la temperatura.
  - Valorar el balance hídrico, el estado nutricional así como la tolerancia a la actividad, el sueño y descanso y la ansiedad.
  - Administrar todos los fármacos prescritos por el médico:

antibióticos, antipiréticos y analgésicos.

- Recoger muestras de esputo para realizar cultivos, según prescripción.
- Realizar al paciente la higiene bucal, o facilitarle los utensilios para que la realice el mismo.
- Realizar cambios posturales y fisioterapia respiratoria para facilitar la movilización y eliminación de las secreciones[8].
- Proporcionar un adecuado soporte nutricional del paciente.
- Animar al paciente a realizar los ejercicios de espirometría incentivada.
- Realizar educación sobre el proceso de enfermedad al paciente y/o familiar incluyendo:
    o El tipo de neumonía que padece, las posibles complicaciones y el tiempo para la recuperación.
    o La medicación que se le ha prescrito, y si es domiciliaria explicarle dosis, como se le ha de administrar y posibles efectos secundarios.
    o Explicar el potencial contagioso de la enfermedad.
    o Recalcar la importancia de evitar el tabaco y otro tipo de humo que irriten los bronquios.
    o Explicar la importancia del sueño y el descanso.

En caso de que el paciente esté sometido a ventilación mecánica, para prevenir la neumonía asociada[9]:

- Lavarse las manos (antes y después del contacto con cualquier parte del sistema de terapia respiratoria, después del contacto con secreciones u objetos aun usando guantes, antes y después de la aspiración de secreciones y antes del contacto con otro paciente).
- Uso de guantes y mascarillas.
- Entrenamiento y formación adecuados para la manipulación de la vía aérea (aspiración de secreciones: uso de guantes, mascarillas y gafas, sondas estériles y su manipulación...)
- Colocar al paciente semiincorporado entre unos 30-45°.
- La nutrición enteral y la nutrición por la SNG favorecen la sobredistensión gástrica, el reflujo orofaríngeo y la aspiración del contenido, por lo que es necesario realizar unos cuidados correctos para evitarlo.
- Cambiar los circuitos del respirador solo cuando se encuentren contaminados de sangre, secreciones o vómitos.
- No cambiar rutinariamente la humidificación antes de las 48 horas, hacerlo si no funcionan correctamente o hay contaminación visible.

- Colocar de forma adecuada la sujeción del TET.
- Controlar la adecuada presión del balón de neumotaponamiento (20-3° cm H_2O).
- Realizar higiene de la cavidad oral cada 6 horas, comprobando la correcta presión del balón de neumotaponamiento y realizarla con bicarbonato, clorhexidina y una torunda.

3.5. ENFERMEDAD PULMONAR OBSTRUCTIVA CRÓNICA (EPOC):

La enfermedad pulmonar obstructiva crónica, es una enfermedad que se caracteriza por unos síntomas respiratorios y limitación del flujo aéreo persistente, debidos a anomalías en las vías respiratorias o alveolares causadas en la mayoría de los casos por exposición a partículas o gases nocivos[10,11].

Los factores de riesgo son el humo del tabaco, la contaminación del aire en espacios cerrados, exposiciones laborales, factores genéticos, asma e hiperreactividad de las vías aéreas, bronquitis crónica…[10]

En la EPOC se incluyen la bronquitis crónica y el enfisema[11]:

- La bronquitis crónica se describe como la presencia de tos productiva o expectoración durante más de tres meses al año y durante dos años consecutivos. Se clasifica aquí a un paciente con EPOC y en el que la bronquitis crónica es su síndrome predominante. Al provocar una inflamación de la vía aérea y estar relacionado con un mayor riesgo de infección, estos pacientes tiene un mayor riesgo de exacerbaciones.
- El enfisema se caracteriza por un aumento del tamaño de los alveolos, de manera que se van destruyendo sus paredes, caracterizado por datos de hiperinsuflación. Aquí se incluyen a los pacientes con disnea e intolerancia al ejercicio. Este tipo suele tener menos exacerbaciones.

- Manifestaciones clínicas[10]:
- Disnea incluso con esfuerzos leves.
- Tos crónica
- Producción excesiva de mucosidad

- Tratamiento en fase estable[10]:
- Broncodilatadores.
- Agonistas β2.
- Fármacos antimuscarínicos.

- Antiinflamatorios.
- Corticoides inhalados.
- Antibióticos.
- Mucolíticos
- Oxigenoterapia.
- Rehabilitación pulmonar.

En el caso de las exacerbaciones, dependiendo de la gravedad, el médico valorará según el seguimiento de unos criterios, la terapia farmacológica más adecuada a su situación.

- Cuidados de enfermería[12]:
  - Enseñar el proceso de enfermedad.
  - Enseñar los medicamentos prescritos, la dosis que debe tomar, horas...
  - Ayudar al paciente a dejar de fumar, si procede.
  - Fomentar el ejercicio físico y la fisioterapia respiratoria.
  - Enseñar cómo manejar la energía.

Si el paciente está en el hospital:
  - Proporcionar oxigenoterapia.
  - Administrar fármacos prescritos.
  - Disminuir la ansiedad del paciente.
  - Proporcionar ayuda en los autocuidados.

3.6. EDEMA AGUDO DE PULMÓN:

El edema agudo de pulmón es una emergencia de origen cardiológico que se produce por una insuficiencia aguda del ventrículo izquierdo, provocándose una extravasación de líquido en el intersticio y en los alveolos pulmonares. Conlleva un compromiso vital, pero responde favorablemente al tratamiento precoz[13].

- Manifestaciones clínicas:
- Disnea de aparición brusca o progresiva.
- Ortopnea.
- Disnea paroxística nocturna.
- Tos con expectoración de aspecto sonrosado o hemoptoico.
- Malestar general.
- Inquietud y ansiedad.
- Dificultad para hablar sentado y erguido.
- Sudoración profusa fría.
- Cianosis periférica.
- Taquipnea y taquicardia.

- A la auscultación se detectan estertores crepitantes, sibilancias, ritmo de galope…
- Si se asocia a fallo ventricular derecho, observaremos ingurgitación yugular, hepatomegalia, y edemas periféricos[13].

- Tratamiento:
    - Oxigenoterapia.
    - Cloruro mórfico IV.
    - Diuréticos.
    - Nitroglicerina.
    - Teofilina
    - Tratamiento de las arritmias.
    - Tratamiento de la hipertensión (captopril, nitroprusiato sódico) o de la hipotensión (dopamina, dobutamina, noradrenalina).
    - Tratamiento de la causa subyacente[13].

- Cuidados de enfermería:
    - Valorar el estado de consciencia del paciente.
    - Tranquilizar al paciente y disminuir la ansiedad del mismo.
    - Colocar al paciente en posición de Fowler o semifowler, y con los pies colgando.
    - Monitorización completa y toma de constantes (FC, FR, $SatO_2$, glucemia capilar).
    - Administras oxigenoterapia.
    - Preparar el material para IOT y ayudar al médico, si fuera necesario.
    - Canalizar una vía venosa periférica de calibre grueso.
    - Realizar sondaje vesical para el control estricto de diuresis.
    - Valorar el balance hídrico.
    - Vigilar la aparición de edema periférico e ingurgitación yugular.
    - Extraer gases arteriales y la analítica sanguínea, según prescripción.
    - Administrar fármacos según prescripción[14].

3.7. NEUMOTÓRAX:

El neumotórax es la presencia anormal de aire entre las dos capas de la pleura, provocando el colapso de un pulmón o de forma excepcional, de los dos, con la correspondiente repercusión de la mecánica respiratoria e incluso, hemodinámica[15].

- Según su etiología se puede clasificar en:
- – Neumotórax espontáneo: Se suele dar en individuos sanos sin enfermedades pulmonares previas conocidas (NEP) o con patologías pleuropulmonares subyacentes (NE secundario).
- – NEP: Se da en personas jóvenes, de constitución física tipo asténica. Se asocia al consumo de tabaco.
- – NE secundario: Aparece en personas mayores de 55 con patologías previas como EPOC, TBC, neoplasias…
- – Neumotórax a tensión: Neumotórax que provoca una desviación contralateral del mediastino, colapso cardiovascular e insuficiencia respiratoria grave. Es una emergencia médica[15].

- Manifestaciones clínicas:
  - – En el 10% de los casos es asintomático, sobre todo el NEP.
  - – Dolor torácico de características pleuríticas (aumenta con la respiración).
  - – Disnea, en mayor o menor grado.
  - – Tos irritativa.
  - – En los casos de patología subyacente, el paciente se ve más afectado.
  - – Disminución del murmullo vesicular en el hemitorax afecto, e hiperresonancia a la percusión.
  - – Disminución de la transmisión de las vibraciones de la voz.
  - – Taquipnea.
  - – Taquicardia[15].

- Tratamiento:
- – Analgesia: Paracetamol IV, Nolotil, Tramadol, Cloruro mórfico.
- – Anticoagulación si no existe hemoneumotorax.
- – En el NEP parcial, no precisa tratamiento hospitalario, y suelen ser derivados a casa tras comprobar que no hay progresión y tras unas horas de observación.
- – En el NEP completo: Se aspirará el aire de la pleura con una jeringuilla o colocando un drenaje torácico de pequeño calibre.
- – En el NES: Suele requerir la colocación de un drenaje torácico de mayor calibre (mayor de 16) y el tratamiento de la patología base.
- – En el neumotórax a tensión: Suele requerir el tratamiento descompresivo incluso antes de comprobarlo radiológicamente. Se coloca un angiocateter mayor de 4,5cm conectado a una jeringuilla

con anestesia local o suero estéril en el segundo espacio intercostal, por encima del borde costal superior, línea medio-clavicular, o en 5° espacio intercostal en línea axilar anterior. Si aparece burbujeo se extrae la aguja metálica y se deja colocado el catéter dentro del tórax hasta el tratamiento final, que es el tubo pleural[15].

- Colocación el tubo de tórax:
  - o Materiales:
    - Clorhexidina.
    - Empapadera.
    - Guantes estériles, bata, gorro y mascarilla.
    - Gasas.
    - Jeringas de 10cc.
    - Agujas intramusculares y subcutáneas.
    - Anestésico local.
    - Hoja de bisturí.
    - Pinza de Kocher, pinza de disección, porta-agujas y tijeras estériles.
    - Tubos de tórax de diferentes números.
    - Botes estériles para recogida de muestras.
    - Seda con aguja.
    - Drenaje torácico.
    - Contenedor para objetos punzantes.
    - Sistema de vacío.
    - Apósitos para el punto de inserción[16].

  - o Procedimiento:
    - Administrar anestesia local.
    - Realizar una incisión en la piel y con la pinza de Kocher, abrir la pleura parietal e introducir el tubo de drenaje de manera suave.
    - Conectar el tubo al sistema de drenaje, verificando la oscilación del sello de agua.
    - Fija el tubo a la piel y realizar una cura estéril[16].

- Cuidados de enfermería:
  - Colocar la cabeza de la cama elevada.
  - Si el paciente está consciente tranquilizarlo.
  - Monitorizar de forma continua: FC, FR, TA, SatO$_2$.
  - Canalizar vía venosa periférica y administrar suero fisiológico según prescripción.

- Oxigenoterapia.
- Administrar medicación prescrita.
- Revisar las conexiones del drenaje torácico
- Vigilar la cámara de sello de agua.
- Controlar la permeabilidad del tubo.
- Mantener el sistema de drenaje vertical y por debajo del nivel del tórax.
- Observar la cantidad y las características del líquido drenado.
- Cura estéril del punto de inserción del tubo.
- No pinzar el tubo salvo para cambiar el sistema, intentar localizar una fuga o valorar su retirada[16].

3.8. HEMOTÓRAX:

El hemotórax es la presencia de sangre en la cavidad pleural, en cantidad suficiente para elevar el hematocrito del líquido pleural. La mayoría se debe a traumatismos en el tórax ya sea cerrado o abierto, y el riesgo aumenta cuando hay 3 o más fracturas costales. También pueden iatrogénicos tras algún procedimiento médico[17,18].

- Manifestaciones clínicas:
    - Características de un shock hipovolémico: ansiedad, inquietud, hipotensión arterial, piel pálida, fría y húmeda, taquicardia y taquipnea.
    - Disnea a causa del colapso pulmonar.
    - Disminución de la transmisión del sonido.
    - Percusión mate del hemitorax afecto.
    - Desviación mediastínica contralateral.
    - Ingurgitación yugular.
    - Ruidos respiratorios disminuidos.
    - Dolor torácico[18].

- Tratamiento:
- Si es menos de 300ml, el tratamiento es conservador.
- Se soluciona en la gran mayoría de los casos tras la colocación de un drenaje pleural. Con un tubo > 28F. Se coloca en el quinto espacio intercostal a nivel de la línea axilar anterior y debe ser conectado a un sello de agua.
- Terapia fibrinolítica.

- Antibióticos.
- Cirugía urgente, para controlar una hemorragia activa o en caso de hemotórax masivo[18].

- Cuidados de enfermería:
- Monitorización completa (FC, FR, TA, $SatO_2$).
- Colocar la cabecera elevada.
- Oxigenoterapia.
- Administrar la medicación prescrita.
- Realizar los cuidados del tubo tórax.

4 VALORACIÓN

Previamente al desarrollo y aplicación de protocolos/procedimientos derivados de patologías en el sistema respiratorio, es necesaria la correcta identificación de síntomas y signos que evidencien la ausencia de carácter de normalidad y posible enfermedad, como podemos ver a continuación[19]:

- Síntomas

  – Tos:

Se trata del síntoma más frecuente en las patologías del sistema respiratorio, de diversas causas, por lo que se deben considerar los siguientes aspectos:
  - o Tiempo: <30 días se denomina reciente o aguda, y >30 días se denomina persistencia o crónica.
  - o Frecuencia: Puede ser diurna o nocturna, diaria o esporádica y estacional.
  - o Intensidad: Depende del grado de confort-descanso que permita.
  - o Productividad: Acompañamiento de expectoración de secreciones.
  - o Tipo de tos, frecuencia, duración y tonalidad.

  – Expectoración:

Se trata de uno de los síntomas del enfermo respiratorio cuando excede a 100 ml de moco, y en general viene acompañada de tos, que puede ser o no productiva. Cuando la tos es productiva indica enfermedad inflamatoria

25

de las vías aéreas (bronquitis), y cuando no es productiva indica afectación del parénquima pulmonar. También puede ser la tos de carácter seco irritativo propio del asma bronquial.

Es necesario investigar las características físicas y organolépticas del esputo, pues si la expectoración es:

- o Abundante (broncorrea): Puede indicar bronquiectasias, proteinosis alveolar, carcinoma broncoalveolar.
- o Clara: Puede indicar bronquitis crónica.
- o Expectoración escasa, viscosa y perlada: Puede indicar asma bronquial.
- o Expectoración oscura, herrumbrosa: Puede indicar neumonía.
- o Expectoración maloliente: Puede indicar infección pulmonar.
- o Expectoración hemoptoica: Puede indicar carcinoma broncopulmonar, bronquiectasias o edema agudo de pulmón de origen cardiogénico.

– Hemoptisis

Se trata de la emisión de sangre procedente del aparato respiratorio por la boca, característico de enfermedades como son valvulopatía mitral, neoplasia broncopulmonar, bronquitis crónica, tuberculosis y las bronquiectasias.

– Disnea

Se trata de la sensación y percepción de falta de aire manifestado por un trabajo respiratorio excesivo que indica enfermedad pulmonar o cardíaca avanzada. Debe considerarse:

- o Grado de disnea: Permite el seguimiento y evolución la aplicación de escalas como son la MMRC, y Modified Medical Reseach Council.
- o Origen: Sistema respiratorio con (tos y expectoración crónica) y aparato cardiovascular (ortopnea y dolor anginoso) o desconocido (importante realizar prueba de tolerancia al ejercicio).
- o Cronicidad: Es muy importante investigar cuando es de instauración lenta y larga duración ya que es difícil detectarla porque el paciente se "acostumbra", a diferencia de cuando es de aparición aguda que se trata de forma inmediata.

− Dolor torácico

Debe considerarse lo siguiente:

o Características: Intensidad, localización, cambios con respiración profunda, con movimientos corporales, irradiación, factores agravantes, cronicidad y desencadenantes.

o Origen: Respiratorio (derrame pleural, mesotelioma, cardiovascular (cardiopatía isquémica, aneurisma aórtico y la pericarditis), y oesteoneuromuscular (traqueítis, fracturas costales, osteocondritis costal, esguinces musculares e incluso por herpes zoster). En ocasiones este dolor puede ser psicógeno.

• Signos

− Alteraciones ventilatorias

Entre ellas pueden destacarse las siguientes:

o Taquipnea: FC >30 respiraciones/minuto.
o Respiración de Kussmaul: Por profundas excursiones ventilatorias (inspiratorias).
o Respiración de Cheyne-Stokes (ciclopnea): Episodios repetidos de apnea, aumento progresivo de la FR hasta alcanzar un cenit y vuelve a disminuir de forma cíclica.
o Respiración de Biot, atáxica o caótica: Irregular semejante a la anterior y no ciclopneica.

− Utilización de la musculatura respiratoria accesoria.

El uso de la musculatura accesoria (diafragma, músculos intercostales, escalenos, pectorales, esternocleidomastoideos) no se usa en condiciones normales de reposo, por lo que su presencia indica enfermedad respiratoria, y aumenta aún más en limitación crónica al flujo aéreo.

− Incoordinación toracoabdominal

Debido al aumento del trabajo ventilatorio se produce cansancio y agotamiento muscular, por lo que da lugar a incapacidad de mantener una contracción muscular regular y efectiva. Entonces la musculatura respiratoria accesoria, y abdomen se contraen para generar presión pleural negativa craneal disminuyendo el perímetro abdominal y se hace inminente la necesidad de ventilación mecánica.

– Cianosis

Se trata de la coloración azulada de piel y mucosas debido a la disminución de la concentración de hemoglobina en sangre por falta de oxígeno. Se caracteriza por la frialdad de las partes acras. En esta línea debe mencionarse:

    o Cianosis central: Intercambio defectuoso de gases pulmonares.
    o Cianosis periférica: Alteración del flujo sanguíneo periférico.

– Acropaquia

Se trata del agrandamiento del extremo distal de los dedos en forma de "palillo de tambor". Las enfermedades respiratorias más frecuentes que las causan son bronquiectasias, enfermedades difusas del pulmón y carcinoma broncopulmonar.

– Insuficiencia cardíaca derecha

En la enfermedad pulmonar las principales manifestaciones de la insuficiencia cardíaca derecha son el reflujo hepatoyugular, edemas maleolares, hepatomegalia, e ingurgitación yugular. Es necesaria la realización de electrocardiograma para indicar la gravedad de la misma.

Además de la identificación de los signos y síntomas, se hace necesaria la utilización de técnicas que orienten al diagnóstico correcto. En la mayoría de las ocasiones es suficiente con radiografía de tórax u otros estudios radiológicos como son la gammagrafía pulmonar, tomografía axial computarizada, angiografía pulmonar o la resonancia magnética[20].

Sin embargo, el estudio de la función pulmonar es la clave para el diagnóstico, tratamiento y seguimiento de los pacientes respiratorios, por lo que clasificaremos en dos grandes grupos aquellos procedimientos más importantes:

• Pruebas Básicas.

– Espirometría basal.

Se trata de la prueba de función pulmonar más accesible ya que se puede realizar en 10-15 minutos y no conlleva riesgos adicionales. Se incluye la medición del volumen espiratorio forzado en un segundo (FEV), capacidad vital forzada (FVC), y capacidad vital lenta (SVC).

Para la correcta interpretación de la prueba, es necesario disponer de la historia clínica del paciente, patrón respiratorio funcional (obstructivo, restrictivo, mixto). Uno de los parámetros más importantes es la relación FEV/VC <70%.

También nos permite la valoración de la gravedad de la alteración ventilatoria, y para ello se han creado categorías en función del FEV post-broncodilatadores para los defectos obstructivos, y según la capacidad vital (VC), o la capacidad pulmonar total (TLC), para los defectos restrictivos[21].

– Prueba broncodilatadora o de reversibilidad.

Se trata de una prueba de obligado cumplimiento en pacientes asmáticos para su diagnóstico, y en caso de obstrucción en espirometrías para verificar su seguimiento y evolución.

En caso de que haya reversibilidad parcial se necesita medir el FEV/VC <70% tras broncodilatadores. Son amplios los resultados beneficiosos en la disminución de la prevalencia de EPOC entre el 10-40% usando el FEV/VC post-broncodilatadores, así como que la presencia o ausencia de broncodilatación, salvo muy acusada >400ml no tiene valor como tratamiento dicha prueba.

Con la realización de dos pruebas se detectan que la mayoría de pacientes (88%) responden de forma ocasional al broncodilatador y no está justificada dicha prueba de uso rutinario.

Los fármacos que se emplean son:
- o B2-agonista inhalado de acción rápida: Comienzo a los 5 minutos y máximo en 20 minutos.
- o Ipatropio: 8 pulsaciones y hacer la espirometría post a los 45 minutos.
- o Fármaco de prueba y evaluar al paciente a los 30 días, advirtiendo que no se ha de retirar la medicación prescrita antes de realizar la prueba[21].

– Gasometría arterial.

Este procedimiento permite confirmar la hipoventilación, hipoxemia crónica y una evaluación más detallada de la gravedad de la enfermedad. Está indicada en pacientes con alteración de la ventilación restrictiva y obstructiva, insuficiencia respiratoria o en estudios preoperatorios de cirugía[20,21].

No es de uso rutinario debido a que es una prueba dolorosa, debido a que se obtiene de sangre por punción o a través de catéter arterial. En caso de que la arteria tenga una inadecuada circulación colateral existe la alternativa de recurrir a la arterial humeral, en concreto en la fosa antecubital, y en casos excepcionales a la arteria femoral[20]. A continuación se describen los pasos:

- o Identificación del paciente.
- o Explicación de la técnica que se le va a realizar e instar a la relajación.
- o Colocar al paciente sentado o semiincorporado durante 10 minutos.
- o Identificación de la zona de punción arterial (arteria radial en primera instancia) por palpación.
- o Desinfección de la zona.
- o Punción de la zona.
- o Observaciones:
    - La PaO_2, $PaCO_2$ y Ph se miden directamente en los electrodos.
    - En situación de hipotermia o hipertermia los valores deben corregirse.

- Pruebas Complementarias.

– Análisis de los gases respiratorios mediante técnicas no invasivas: Pulsioximetría.
Se trata de una técnica no invasiva que nos permite la medición/monitorización de los niveles de oxihemoglobina de la sangre arterial. Las situaciones en las que se recomienda este procedimiento es para protocolos de ejercicio, control de pacientes posterior a la gasometría arterial, estudio de desaturaciones o síndrome de apnea del sueño y para fibrobroncoscopia[20].

– Prueba de transferencia de monóxido de carbono.

La prueba de transferencia de monóxido de carbono (DLco) es útil en la evaluación de la enfermedad (restrictiva y obstructiva)[21] que se utiliza junto a la espirometría forzada y medición de los volúmenes estáticos para averiguar el estado funcional respiratorio del paciente.

Cuando aparecen en la espirometría los valores disminuidos en presencia de restricción refiere la presencia de trastornos vasculares pulmonares, EPID y enfisema. Por otro lado, cuando los valores están disminuidos en presencia de obstrucción refiere la presencia de enfisema y enfermedades como linfagioleimiomatosis o incluso esclerosis tuberculosa que afecta al pulmón[21].

Está influenciado por el volumen de sangre capilar, estado funcional de la interfase alveolocapilar, concentración de hemoglobina, fracción inspiratoria de O2, distribución de la ventilación alveolar, ventilación pulmonar, así como con las características de afinidad de la curva de disociación de la hemoglobina[20].

La interpretación empírica de sus resultados resulta útil para el diagnóstico y la monitorización de las enfermedades pulmonares intersticiales[20].Las enfermedades donde se evidencia una DLco alta son el asma, obesidad y hemorragia intrapulmonar, sin embargo suele aportar poca información en el conocimiento del cuadro clínico[21].

– Pruebas de esfuerzo.

Se trata de un procedimiento para analizar las respuestas metabólica, cardíaca y pulmonar del sistema durante el ejercicio. Actualmente hay una gran variedad de pruebas, entre ellas las que destacan son la prueba de marcha de 6 minuto, la prueba de la lanzadera y bicicleta ergométrica. Es necesario monitorizar al paciente durante la realización de la prueba para controlar la carga de trabajo. Las situaciones en las que se recomienda este procedimiento es para estudio de disnea desconocida, evaluación del grado de disfunción, diagnóstico y evaluación de neumopatías intersticiales y para evaluación preoperatoria en toracotomía[20].

– Determinación de los volúmenes pulmonares-estáticos y resistencias pulmonares.

Se trata de la determinación de aquellos valores que no se pueden obtener a través de métodos como espirometría, como son el volumen residual (VR), la capacidad pulmonar total (TLC), capacidad residual funcional (FRC)[21].

En las enfermedades restrictivas la TLC tiene un valor pronóstico, una VC reducida indica que el FEV/VC está aumentado un 85-90% y la curva de flujo-volumen es convexa. En caso de que la reducción del VC en la Espirometría no se acompañe de FEV/VC normal se debe a que la espiración o inspiración no ha sido máxima sin embargo el 50% que repite la prueba demuestra normalidad.[21]

5 DIAGNÓSTICO

En este apartado se tratarán los diagnósticos enfermeros más afines y que guardan correspondencia con la necesidad de respiración. Con ellos pretendemos acercar la necesidad de respiración postulada por Virginia Henderson a la mejor práctica diaria asistencial posible. En esta línea contemplamos el dominio 3 (eliminación), dominio 4 (actividad/reposo), y dominio 11 (seguridad/protección)[22,23]:

5.1. DOMINIO 3. ELIMINACIÓN

- Función Respiratoria.

   – Deterioro del intercambio de gases (00030)
Definición: Exceso o déficit en la oxigenación y/o eliminación de dióxido de carbono en la membrana alveolocapilar.
Contemplamos el diagnóstico de esta categoría debido a que en ocasiones se ve afectado el sistema respiratorio y se hace necesario para poder solventar el problema existente la aplicación de dispositivos/procedimientos de carácter temporal hasta que se vea resuelta la necesidad del paciente.

5.2. DOMINIO 4. ACTIVIDAD/REPOSO
- Respuestas cardiovascular/pulmonar

   – Deterioro de la ventilación espontánea (00033)
Definición: Disminución de las reservas de energía que provoca la incapacidad de la persona para sostener la respiración adecuada para el mantenimiento de la vida.

– Patrón respiratorio ineficaz (00032)

Definición: La inspiración o espiración no proporciona una ventilación adecuada.

– Riesgo de intolerancia a la actividad (00094)

Definición: Riesgo de experimentar una falta de energía fisiológica o psicológica para iniciar o completar las actividades diarias requeridas o deseadas.

Contemplamos los diagnósticos de esta categoría debido a que cuando la necesidad de respiración se ve afectada surgen alteraciones como son el deterioro de la ventilación espontánea, patrón respiratorio ineficaz e incluso riesgo de intolerancia a la actividad debido a que no se tiene suficiente oxígeno para generar energía para realizar las actividades de la vida diaria, por lo que en primera instancia se hace necesaria la valoración del estado respiratorio para dirigir los diagnósticos hacia determinadas actividades desde el equipo multidisciplinar sanitario.

5.3. DOMINIO 11. SEGURIDAD/PROTECCIÓN

• Lesión física

– Riesgo de asfixia (00036)

Definición: Aumento del riesgo de asfixia accidental (aire disponible para la inhalación inadecuado).

– Riesgo de aspiración (00039)

Definición: Riesgo de que penetren en el árbol traqueobronquial las secreciones gastrointestinales, orofaríngeas, o sólidos y líquidos.

– Limpieza ineficaz de las vías aéreas (00031)

Definición: Incapacidad para eliminar las secreciones u obstrucciones del tracto respiratorio para mantener las vías aéreas permeables.

Contemplamos los diagnósticos de esta categoría debido a que las maniobras y técnicas respiratorias no están exentas de riesgos, es necesario prestar adecuadamente atención a los protocolos y procedimiento, así como sus indicaciones, contraindicaciones y generalidades debido a que forma parte del día a día de los enfermos respiratorios y de los cuidados específicos para solventar esta necesidad.

6 PROTOCOLOS

6.1. OXIGENOTERAPIA.

Es la administración de O_2 a concentraciones mayores que la que tiene el aire ambiente (21%), con el objetivo de tratar o prevenir la deficiencia de oxígeno en sangre (hipoxemia) para prevenir o solucionar la hipoxia tisular, consiguiendo una saturación de O_2 por encima del 90%; y también evitar los efectos no deseados derivados de la oxigenoterapia, como pueden ser las infecciones bucales, úlceras...[24]

Las indicaciones incluyen el tratamiento o prevención de la hipoxia, el trauma torácico, infarto agudo de miocardio, enfermedad obstructiva crónica o en el postoperatorio[25].

Es necesario tener en cuenta, que en situaciones de anemia o con alteraciones circulatorias, la terapia puede ser menos eficaz[25].

- Preparación del material:
    - Sistemas de administración de oxígeno: gafas, mascarillas, carpa, cánula nasal.
    - Alargaderas.
    - Conexión recta.
    - Apósito almohadillado.
    - Caudalímetro.
    - Toma de oxígeno.
    - Humidificador con el adaptador y el frasco humidificador[24,25,26].

- Preparación del paciente:
    - Identificar al paciente.
    - Pedir la colaboración dentro de sus posibilidades.

35

- Preservar la intimidad.
- Informar sobre:
  o La razón por la que se le va a administrar oxígeno.
  o Cuanto oxígeno se le va a administrar y mediante que dispositivo.
  o La duración del tratamiento se verá condicionada por su evolución.
    - Colocar al paciente en la posición más adecuada para la técnica, según la tolere.
    - Comprobar la permeabilidad de las vías aéreas, coloración de la piel y mucosas, así como la frecuencia respiratoria[24,25,26].

- Desarrollo del procedimiento.
    - Realizar el lavado de manos con jabón antiséptico o solución hidroalcohólica.
    - Conectar el caudalímetro con el frasco humidificador a la toma de oxígeno.
    - Conectar la alargadera en un extremo al humidificador, y en el otro al dispositivo con el que se va a administrar el oxígeno.
    - Ajustar, en el caudalímetro, el flujo de O_2 prescrito.
    - Comprobar el nivel de agua en el frasco humidificador.
    - Comprobar que el sistema nos funciona correctamente.
    - Dependiendo del método de administración de oxigenoterapia:
      o Gafas nasales:
        - Colocar las gafas nasales, de manera que las cánulas entren en los orificios nasales, y el tubo, pasarlo por encima y por detrás de las orejas evitando una presión excesiva por el riesgo de úlceras por decúbito.
        - Deslizar la pieza para ajustar el dispositivo hasta que quede por debajo de la barbilla.

- Abrir el flujo del aire entre 2-8/min[25,26].

  o Mascarilla:
    - Seleccionar el porcentaje prescrito FiO_2 35-60% (6-5l/min).
    - Colocar la mascarilla, de manera que esta ocupe la nariz y la boca, ajustado la goma por detrás de la cabeza, y evitando hacer una presión excesiva para evitar úlceras por decúbito.
    - Mascarilla Venturi: Se utiliza para conseguir una FiO_2 24-50% (2-8 l/min)
    - Mascarilla con el reservorio de alto flujo: Para conseguir una FiO_2 40-70% (6-15l/min)

  o Carpa de oxígeno:
    - Instalar la carpa de manera que esta cubra la cabeza del niño.
    - Cerrar la abertura de la misma, para mantener la concentración de oxigeno dentro.
    - Ajustar en el caudalímetro la dosis prescrita y comprobar su correcto funcionamiento.

- Realizar higiene de manos.
- Registrar el procedimiento: hora, método utilizado y el porcentaje del oxígeno, posibles incidencias durante el desarrollo del mismo, así como en la adaptación del paciente.

• Enseñanza del paciente y familia:
  - En el caso de que sea domiciliaria: flujo litros/minuto que debe administrarse.
  - Como colocarse adecuadamente los dispositivos.
  - Como usar correctamente los dispositivos en casa.
  - Asegurarse y comprobar que el paciente lo ha comprendido y que realiza adecuadamente todo aquello

relacionado con la administración del oxígeno.
- Enseñar a no manipular el caudalímetro.
- Enseñar que no se debe fumar ni encender fuego.
- Realizarse correctamente la higiene bucal antes y después de cada comida.
- Advertir que este tratamiento puede resecar las vías respiratorias e instar a que beba agua si no existiese contraindicación.
- Aconsejar solo utilizar cremas hidrosolubles[24,25].

- Cuidados al paciente:
  - Comprobar la correcta colocación del dispositivo de administración de O_2.
  - Vigilar el nivel de consciencia, confusión y la coloración de la piel y mucosas.
  - Comprobar la permeabilidad de las vía aéreas y realizar aseo nasal diario.
  - Comprobar si existen zonas de presión o de ulceras por el uso de los dispositivos, y si fuese necesario utilizar sistemas de almohadillado.
  - Realizar pulsioximetría diariamente o según sea necesario.
  - Vigilar signos vitales, saturación de O_2 y signos de hipoxia (intranquilidad, sudoración, disminución del nivel de consciencia).
  - Vigilar signos vitales de toxicidad por O_2 (tos áspera y/o seca, molestias torácicas, entumecimiento de extremidades, náuseas o vómitos, fatiga, letargo o inquietud).
  - Aplicar cremas hidratantes en la nariz y/o labios por si estuvieran resecos, siempre hidrosolubles. No conviene utilizar aceites ni vaselina[24,25].

- Mantenimiento de los dispositivos:
  - Vigilar que el flujo que hemos administrado se corresponde con lo prescrito, varias veces por turno.
  - Comprobar el nivel de agua del humidificador, si es desechable, no reutilizar.
  - Conectar una alargadera si el paciente puede caminar.
  - Cambiar la mascarilla o cánula máximo cada 72 horas.

- Cambiar la mascarilla por gafas nasales mientras el paciente come.
- Desechar los dispositivos cuando se termine el tratamiento o al alta.
- Comprobar que no se utilizan dispositivos eléctricos mientras se administra oxígeno[25].

6.2. VENTILACIÓN MECÁNICA/MANUAL.

Cuando la respiración espontánea no es la adecuada o no existe, es necesario utilizar otro tipo de dispositivos que ayuden o suplan al paciente para conseguir una oxigenación óptima.

Dentro de estos dispositivos, podemos encontrar la ventilación manual que se realiza con una bolsa autohinchable con válvula y mascarilla, y la ventilación artificial o mecánica, ya sea invasiva o no invasiva.

Para cada tipo de ventilación, se requieren unos materiales y cuidados diferentes que iremos detallando a continuación.

Ventilación manual con bolsa autohinchable, válvula y mascarilla o Ambú®.

Este tipo de ventilación asegura un soporte ventilatorio transitorio, cuando la ventilación espontánea de un paciente es inadecuada o inexistente. Se administra presión positiva en la vía aérea, con un dispositivo manual de forma intermitente a través de una mascarilla que sella la boca y la nariz del paciente, o bien a través de un tubo endotraqueal o una cánula de traqueostomía[27,28].

El dispositivo por el cual se administra es una bolsa autoinflable con una válvula unidireccional. También dispone de una conexión a una fuente de O_2 y otra a una bolsa reservorio, que permite aumentar la concentración del mismo. Por lo tanto, este dispositivo puede utilizarse tanto con aire ambiente como conectado a una fuente de O_2.

El empleo de este dispositivo está indicado en casos de hipoventilación u obstrucción de la vía aérea, y suele preceder a la intubación endotraqueal.

- Aspectos a tener en cuenta:
  - Para asegurar una correcta ventilación, la mascarilla debe estar bien adaptada a la cara del paciente.
  - La cánula orofaríngea, no es necesaria, pero se debe utilizar en el paciente inconsciente.
  - El tamaño de la misma debe ser el adecuado, para que cumpla su función.
  - Las mascarillas utilizadas deben de ser de plástico transparente, para ver si el paciente vomita, por ejemplo.
  - El tamaño de las bolsas autoinflables es diferente: en

lactantes y prematuros es de 250cc; en niños hasta el año de edad 500cc (tamaño pediátrico) y de 1500cc para mayores de un año (tamaño adulto)[27].

- Material necesario:
    - Cánulas orofaríngeas del tamaño adecuado al paciente.
    - Mascarilla del tamaño adecuado al paciente.
    - Bolsa autohinchable con reservorio.
    - Alargadera y conexión de O_2.
    - Fuente de O_2.
    - Pulsioxímetro.
    - Guantes no estériles.
    - Jeringa de 20cc.
    - Caudalímetro[27,28].

- Procedimiento:
    - Informar al paciente si procede.
    - Retirar las prótesis dentales móviles.
    - Observar la presencia de cuerpos extraños en la cavidad oral, y si los hay, retirarlos.
    - Si se realiza en ámbito hospitalario, conectar la alargadera a la bolsa y establecer el flujo 10-15l.
    - Si existieses secreciones, aspirar.
    - Elegir el tamaño de la cánula orofaríngea adecuado al paciente.
    - Colocar la cánula orofaríngea, con la concavidad hacia arriba y cuando toque el paladar, hacer un giro de 180°. En lactante solo deslizarlo sobre la lengua[27,28].
    - Abrir la vía aérea.
        o Si no hay contraindicación hiperextender la cabeza, y situarse a la cabecera de la cama.
        o Si hay sospecha de trauma craneal o cervical, realizar tracción mandibular o elevación mandibular.
        o En lactantes, colocar en posición neutra (de olfateo), y en niños realizar una ligera hiperextensión.
    - Si el paciente no está intubado:
        o Elegir la mascarilla más adecuada y fija a la

bolsa autohinchable.

o Asegurarse de que abarca la nariz y la boca sin cubrir los ojos.

o Asegurarse que el flujo de aire sale a través de la mascarilla.

o Colocar la mascarilla en la cara, cubriendo la nariz y la boca hasta la barbilla. La parte más estrecha se corresponde con la nariz.

o Sujetar la mascarilla con el índice y el pulgar sobre la cara del paciente, formando una C y los tres dedos (medio, anular y meñique) a lo largo de la mandíbula, para llevarla hacia arriba.

o Insuflar la mitad de la capacidad de la bolsa siguiendo un ritmo de unas 12-14 insuflaciones por minuto, comprobando la expansión del tórax[27].

– Si el paciente está intubado:

o Conectar la bolsa autoinflable al adaptador del TET.

o Sujetar con una mano el tubo para evitar moverlo y con la otra mano comprimir la bolsa.

o Insuflar la mitad de la capacidad de la bolsa, con un ritmo de unas 12-14 insuflaciones/minuto.

– Valorar que el tórax se eleva de forma simétrica y suave.

– Monitorizar la concentración de O_2.

– Una vez terminada la técnica, quitarse los guantes y realizar el lavado de manos con jabón antiséptico o solución hidroalcohólica.

– Si no se está ventilando de forma adecuada:

o Revisar el sistema.

o Reposicionar la cabeza, revisar el correcto sellado de la mascarilla, evaluar posible obstrucción de la vía aérea.

o Avisar al médico.

– Si aparece distensión abdominal:

o Reposicionar la cabeza.

        o   Reevaluar el volumen y frecuencia de las insuflaciones.

        o   Avisar al médico.

– Registrar el procedimiento en la hoja de registros de enfermería con la hora de comienzo y fin, y cualquier incidencia que hubiese ocurrido[27].

Ventilación mecánica no invasiva (VMNI).

Es un método de soporte ventilatorio que se aplica al paciente sin la necesidad de un tubo endotraqueal, utilizando una máscara facial o nasal.

Los objetivos de este tipo de ventilación son mejorar la ventilación alveolar, reducir la frecuencia respiratoria y la fatiga respiratoria y evitar el colapso alveolar, para así lograr un mejor intercambio gaseoso y corregir la acidosis respiratoria[26,29].

Este tipo de ventilación nos presenta ciertos beneficios frente a la ventilación mecánica invasiva[29]:

– Evita la intubación endotraqueal.
– No necesita la estancia en la unidad de cuidados intensivos.
– Tiene un menor riesgo de infección.
– Está relacionada con una estancia hospitalaria corta y un descenso de la mortalidad.
– Reduce la incidencia de sinusitis.
– Se puede usar de forma domiciliaria.

• Existen dos modos de ventilación mecánica no invasiva:
– CPAP: Presión positiva constante en la vía aérea durante todo el ciclo respiratorio.
– BIPAP: Contempla dos tipo de presión.
– IPAP: Presión positiva inspiratoria.
– EPAP: Presión positiva espiratoria[29].

• Material necesario:
    – Mascarilla o interfase de tamaño adecuado y del tipo indicado: nasal, buconasal, facial.
    – Sistema de fijación o arnés.
    – Tubuladuras.
    – Ventilador o generador de flujo.
    – Sistema de administración de oxígeno, si no lo lleva incorporado el ventilador.
    – Sistema de humidificación.

- Válvula PEEP en CPAP.
- Válvula espiratoria para BIPAP si no la trae incorporada la mascarilla.
- Caudalímetro para CPAP tipo Boussignac.
- Protectores para prevenir la aparición de úlceras por presión con acolchados o hidrocoloides.
- Crema protectora para la sequedad labial.
- Equipo para poder monitorizar las constantes vitales.
- En lactantes y niños chupete.
- Jeringa de 10cc[27,29].

- Preparación del paciente:
- Identificar al paciente y comprobar la prescripción.
- Informar al paciente y la familia de la técnica.
- Pedir la colaboración del paciente dentro de sus capacidades.
- Colocar al paciente con una elevación de 45°
- Proporcionar intimidad y tranquilidad[26].

- Procedimiento:
- Realizar lavado de manos con jabón antiséptico o con solución hidroalcohólica.
- Preparar todo aquel material necesario dependiendo del dispositivo a utilizar, tanto del ventilador, como de los equipos auxiliares.
- Valorar el estado respiratorio del paciente:
  - Monitorizar al paciente: FC, FR, PA, $SatO_2$, Tª.
  - Comprobar la permeabilidad de las vías aéreas, aspirando las secreciones y retirar objetos que puedan comprometerla como por ejemplo, las dentaduras postizas.
- Superponer la mascarilla en la cara del paciente sujetándola con la mano y con el respirador apagado, para comprobar que se ajusta adecuadamente.
- Valorar si es necesario la colocación de un almohadillado en la nariz, en la frente y/o en la mandíbula para protegerlas de la presión.
- Para poner la mascarilla, se realizará entre dos personas, una a cada lado del paciente.
- Situar el arnés por la parte posterior de la cabeza, con el ventilador ya funcionando, e ir apretando para que no haya fugas excesivas, pero sin apretar demasiado (2 dedos entre la cara y el arnés).

- Si fuera necesario llenar los bordes de la mascarilla con la jeringa de 10cc.
- Los parámetros ventilatorios los ajustará el médico.
- Comprobar la adaptación del paciente.
- Esta adaptación debe ser supervisada, sobre todo las primeras 24-48 horas, y de forma más exhaustiva los primeros 30-50 minutos a pie de cama[26,29].
- Los parámetros a registrar son:
  - Adaptación al respirador.
  - Frecuencia respiratoria y uso de la musculatura accesoria.
  - Nivel de consciencia.
  - Signos de hipotensión.
  - Nivel de fuga.
  - FC y $SatO_2$, mediante pulsioximetría continua.
  - Gasometría arterial: antes de iniciarla, en la 1ª-2ª hora y posteriormente, a demanda.
  - Monitorización de efectos secundarios.
  - Recoger el material
  - Realizar higiene de manos.

- Cuidados al paciente:
- Proporcionar métodos de escritura o similares para facilitar la comunicación.
- Explicar el sistema de ventilación que tiene puesto, para que sirve y la imposibilidad de hablar durante su utilización. Si fuese para uso domiciliario, enseñar a colocarlo y los cuidados del paciente y del aparato de ventilación.
- Si está en una unidad de cuidados intensivos, permitir la entrada de familiares a intervalos frecuentes.
- Valorar los signos de dificultad respiratoria: disnea, cianosis uso de músculos accesorios, nivel de consciencia y cambios en el estado mental.
- Observar si nuestro paciente presenta dolor, nauseas o bien expectoración, controlar las constantes vitales y los movimientos de la pared torácica.
- Vigilar en cada turno la posición correcta de la mascarilla.
- Programar pausas durante la VMNI: comer, beber, descansar, higiene bucal, nasal u ocular y para el drenaje de secreciones.

- Recordar la importancia de la higiene bucal después de cada comida, y proporcionar enjuagues antimicóticos, según prescripción.
- Vigilar si aparecen signos de conjuntivitis y realizar higiene ocular y administrar lágrimas artificiales.
- Proporcionar un ambiente tranquilo.
- Observar si aumenta el diámetro abdominal, auscultar borborigmos en el epigástrico y valorar síntomas de aerofagia[26].
- Proteger la piel del paciente:
  o Evitar la tensión excesiva del arnés.
  o Realizar higiene de la máscara y la piel.
  o Utilizar el prolongador frente-nariz para evitar la presión en el puente nasal.
  o Realizar el sellado de la mascarilla con agua en vez de hacerlo con aire.
  o Vigilar las zonas de presión o fricción con el arnés además del resto de zonas que pueden verse afectadas por la disminución de la movilidad (sacro).
  o Verificar el estado de los apósitos de protección.
  o Hidratar bien la piel con cremas hidrosolubles[29].

- Mantenimiento y vigilancia:
  - Revisar los ajustes del ventilador todos los días y cada vez que se coloque.
  - Ajustar las alarmas de presión y volumen.
  - Vaciar el agua de las tubuladuras cada vez que sea necesario.
  - Llenar el humidificador cada vez que sea necesario, y cuando se cambien los circuitos, cambiarlo también.
  - Mantener el exterior limpio.
  - Cambiar los circuitos externos una vez a la semana, pero si el paciente tiene muchas secreciones hacerlo con mayor frecuencia.
  - Colocar un filtro antibacteriano para cada paciente.
  - Utilizar guantes para la limpieza del material.
  - Separar el circuito en sus partes: mascarilla, válvula espiratoria, tubuladura y arnés.
  - Lavarlos con agua tibia, detergente y cepillo para eliminar los restos biológicos.
  - Enjuagar con agua fría.

– Si fuese necesario desinfectar, y hacerlo con el ácido paracético y según el protocolo establecido por medicina preventiva[29].

Ventilación mecánica invasiva (VMI).

La ventilación mecánica tradicional, se realiza a través de la intubación orotraqueal (IOT) que es realizada por el personal médico. La labor de la enfermera será preparar el material necesario, asistir durante la realización de la técnica y tras su realización, encargarse de los cuidados que necesitará el paciente intubado.

Mediante la IOT se consigue el aislamiento y protección de la vía aérea facilitando así la ventilación artificial y la aspiración de las secreciones, para mantenerla permeable[26].

- Material necesario para inserción del tubo endotraqueal:
  - Guantes, normales y estériles.
  - Campo estéril.
  - Laringoscopio con pilas (comprobar).
  - Pinzas Magill.
  - Guías, fiador, o estilete.
  - Tubos endotraqueales (TET) de tamaño adecuado al paciente.
  - Lubricante anestésico e hidrosoluble.
  - Jeringas de 20cc.
  - Toma de vacío para las aspiraciones de secreciones.
  - Sondas de aspiración de tamaño adecuado que se conectará a la toma de vacío.
  - Medicación para anestesia-sedación, analgesia y relajación. Así como otra medicación de urgencia (adrenalina, atropina).
  - Cánulas orofaríngeas de distintos tamaños (comprobar el que sea adecuado al paciente).
  - Sistema de administración de O_2, ventilador mecánico encendido y comprobado.
  - Sistema de fijación: de venda de gasa, Esparadrapo.
  - Gasas estériles.
  - Fonendoscopio.
  - Bolsa autohinchable (Ambú®) con mascarilla y reservorio conectada a toma de O_2.
  - Manómetro para comprobar la presión del balón de

neumotaponamiento.

– Monitor para monitorización completa del paciente: con EKG, TA, capnógrafo, pulsioxímetro[26,30,31].

• Realización del procedimiento:
   – Preparar todo el material.
   – Identificar al paciente e informar, en el caso que proceda al paciente y/o familiares.
   – Comprobar que no tiene prótesis dental u otro objeto que pueda constituir riesgo de broncoaspiración.
   – Colocar al paciente en decúbito supino sin almohada y con el cuello en hiperextensión.
   – Comprobar la correcta monitorización, el correcto funcionamiento del balón de neumotaponamiento y del laringoscopio.
   – Retirar la cama de la pared.
   – Realizar limpieza bucal y aspirar secreciones bucofaríngeas.
   – Administrar la medicación prescrita para sedar y relajar al paciente.
   – Hiperoxigenar al paciente con una FiO_2 al 100%.
   – Si el paciente llevase SNG, colocarla en posición de declive.
   – Proporcionar al médico el laringoscopio, el tubo endotraqueal con lubricante si precisa.
   – Estar preparados por si fuese necesario presionar el cartílago cricoides para aumentar la visibilidad de la laringe.
   – Una vez colocado, llenar en balón de neumotaponamiento con la jeringa y comprobar la correcta colocación.
   – Fijar con una venda anudando el tubo y pasando la venda por cima de las orejas.
   – Ventilar al paciente con Ambú® y comprobar ruidos bilaterales, descartando la intubación selectiva del bronquio derecho, y comprobando el movimiento simétrico en ambos campos pulmonares.
   – Comprobar la ausencia de ruidos en el estómago.
   – Conectar el ventilador.
   – Colocar al paciente con una inclinación de 30-45°.
   – Valorar la situación clínica del paciente.
   – Realizar control por Rx de tórax, para comprobar la correcta colocación (4 cm por encima de la carina).
   – Realizar gasometría, según la prescripción médica.

- Retirar el material utilizado.
- Colocar las tubuladuras de manera que no haya tensión entre el TET y el ventilador.
- Quitarse los guantes y realizar la higiene de manos.
- Registrar el procedimiento, fecha y hora de realización, n° de tubo utilizado, medida del tubo y la presión del balón de neumotaponamiento. Indicar la medicación administrada, respuesta del paciente y otros aspectos, si procede[26,30,31].

- Material para el cuidado del paciente con ventilación mecánica:
  - Sondas de aspiración.
  - Gasas.
  - Depresores.
  - Vendas para fijar el TET.
  - Suero fisiológico.
  - Guantes estériles y no estériles.
  - Antiséptico bucal (Clorhexidina).
  - Crema protectora para las comisuras de la boca[31].

- Procedimiento:
  - Preparar el material necesario.
  - Realizar un lavado de manos con jabón antiséptico o solución hidroalcohólica.
  - Vigilar bien el correcto funcionamiento del respirador.
  - Anotar todos los parámetros del respirador (presión, volumen…).
  - Comprobar la adaptación del paciente (FR, estado hemodinámico, nivel de consciencia, coloración de la piel, gestos de dolor, ansiedad…).
  - Comprobar la presión de llenado del balón de neumotaponamiento (recomendada entre 15-20mmHg o 20-30cmH$_2$O).
  - Comprobar el nivel del tubo en la comisura labial.
  - Realizar aspiración de secreciones, si procede de la tráquea y de la orofaringe.
  - Realizar la higiene bucal y/o nasal cada 8 -12 horas con clorhexidina.
  - Cambiar la venda que fija el TET, cambiando este de lado para evitar decúbitos.
  - Cambiar las tubuladuras y los humidificadores según

protocolo o indicaciones del fabricante.

– Retirarse los guantes y realizar el lavado de manos.

– Registrar todos los cuidados realizados en los registros de enfermería[31].

Además de los cuidados durante la inserción y mantenimiento del TET, la enfermera también participa en la extubación endotraqueal.

Con el destete se pretende conseguir la respiración espontánea de forma natural, tras un periodo de ventilación mecánica invasiva, realizándolo con las mínimas complicaciones y lesiones[31].

- Materiales necesarios:
    – Caudalímetro.
    – Toma de oxígeno.
    – Mascarilla facial tipo Venturi conectada a la fuente de O_2.
    – Tijeras.
    – Jeringa de 20cc.
    – Cánula de aspiración rígida conectada al sistema de vacío.
    – 2 sondas estériles de aspiración.
    – Material para reintubación: laringoscopio, TET, Ambú® con mascarilla y reservorio, jeringa de 20cc…
    – Pulsioxímetro.
    – Historia del paciente[31].

- Procedimiento:
    – Identificar e informar al paciente de lo que se va a realizar y pidiendo su colaboración, dentro de lo posible.
    – Monitorizar TA, satO_2, FC, FR.
    – Preparar y comprobar todos los materiales.
    – Lavarse las manos y colocarse los guantes.
    – Colocar al paciente en posición de Fowler si su situación así lo permite y favorecer su comodidad.
    – Preparar la mascarilla tipo Venturi.
    – Suspender la alimentación enteral, aspirar el contenido gástrico y dejar en dieta absoluta con la SNG conectada a bolsa.
    – Aspirar las secreciones del árbol bronquial y de la orofaringe, antes de desinflar el balón de neumotaponamiento.
    – En algunos estudios nos aconsejan la hiperoxigenación al 100% y previo la extubación.
    – Cortar la venda que sujeta el TET.

- Pedirle al paciente que realice una inspiración profunda.
- Sacar todo el aire del neumotaponamiento y extraer el tubo con rapidez y con suavidad para evitar lesiones y complicaciones.
- Colocar la mascarilla y administrar oxígeno.
- Vigilar al paciente, valorando signos vitales: $SatO_2$, FC, FR y TA.
- Permanecer con el paciente en los momentos siguientes, para poder detectar cualquier complicación.
- Colocar al paciente en posición cómoda.
- Aconsejar reposar la voz durante las 4-8 horas posteriores a la extubación.
- Incentivar al paciente a toser y expectorar.
- Registrar el procedimiento en la hoja de registros de enfermería[31].

6.3. TRAQUEOSTOMÍA.

La traqueostomía es una abertura creada mediante cirugía en la tráquea creando un orificio. Está indicada cuando la persona lleva con ventilación mecánica un largo periodo de tiempo, cuando el destete de la VM ha fracasado, para corregir la obstrucción de las vías respiratorias superiores o cuando las secreciones son muy abundantes[32].

Este procedimiento puede acortar la estancia a en la UCI y la duración de la ventilación mecánica.

La cánula es un tubo que conecta la piel y la tráquea para que la abertura realizada no se cierre. Tienen la forma adecuada para ajustarse a la tráquea y están hechas de materiales para evitar la irritación[32].

- Consideraciones a tener en cuenta:
  - El balón de la cánula debe mantener la presión entre 20-25 mmHg.
  - Si está poco inflado asociado a una cánula inadecuada, puede ocasionar enfisema subcutáneo.
  - Existen diferentes tipos de cánula:
    o De la traqueostomía estándar: para traqueostomías estándar.
    o De traqueostomía fenestrada: Con uno o varios orificios en la parte convexa de la curvatura para que el aire pueda pasar hacia la laringe.
    o De laringectomía: Son más cortas, anchas y con menos curvatura.
  - Las traqueostomías recientes necesitan humidificación,

pero con el tiempo el cuerpo puede acostumbrarse y no necesitarla, aunque la falta de humedad puede incrementar las secreciones, que estas sean más espesas y difíciles de expulsar.

- Para realizar el cuidado del estoma y de la cánula, es necesario utilizar una técnica aséptica.
- La limpieza regular del estoma, previene la acumulación de secreciones. Debe mantenerse seco y limpio para evitar infecciones.
- La cánula interna debe cambiarse diariamente por personal entrenado.
- Si además de la traqueostomía, el paciente es alimentado por sonda, hay que elevar el cabecero de la cama unos 45° para evitar la broncoaspiración.
- Los criterios para quitar la cánula de traqueostomía son:
  o Gasometría arterial estable, ausencia de angustia, con estabilidad hemodinámica, ausencia de fiebre o infección activa…[32]

- Material necesario:
  - Cánula simple o fenestrada.
  - Babero de protección.
  - Cintas de fijación de la cánula.
  - Gasas estériles.
  - Suero fisiológico o solución antiséptica.
  - Lubricante hidrosoluble.
  - Jeringa de 10cc.
  - Ambú.
  - Set de curas.
  - Guantes estériles.
  - Dilatador traqueal.
  - Carro de cura.
  - Sistema de administración de O_2.
  - Sistema de aspiración.
  - Sondas de succión de punta roma[26,32].

- Procedimiento:
  - Identificar al paciente e informarle bien del procedimiento a realizar.
  - Pedir su colaboración dentro de lo posible y colocarlo semi-

incorporado.
- Evaluar la presencia de secreciones y su aspecto, la presencia de reflejo para toser y la necesidad de aspiración.
- Preparar el material y realizar la higiene de manos.
- Colocar al paciente con el cabecero a 30°.
- Oxigenar al paciente durante unos minutos.
- Colocarse mascarilla y los guantes.
- Realizar la aspiración de secreciones (se describirá más adelante).
- Desinflar el balón de la cánula que está colocada.
- Retirar la cánula interna e introducir el obturador.
- Retirar el apósito del estoma y cortar la cinta que la fija.
- Quitar la cánula y aspirar de nuevo bien las secreciones del estoma[26,32].
- Cambiar la cánula y limpiar la piel periestomal y el estoma[32].
  o No olvidar que el equipo de emergencia debe estar en la habitación del paciente.
  o Comprobar el tipo de cánula que tiene el paciente (número y categoría).
  o Quitarse los guantes y ponerse los estériles.
  o Preparar la cánula sobre un paño estéril e introducir la externa dentro de la interna, sosteniéndola por las aletas. Y estas introducirlas a través del apósito traqueal y una gasa para que la cánula no contacte con la piel.
  o En caso de que la cánula llevase balón, comprobar que funciona correctamente.
  o Cortar la cinta de sujeción de la cánula y desinflar el balón si tuviera.
  o Retirar el apósito traqueal (babero).
  o Retirar la cánula.
  o Limpiar el estoma con suero fisiológico y secar.
  o Desinfectarlo muy bien con antiséptico procurando que no entre en el interior de estoma.
  o Cambiarse los guantes, por los otros estériles.
  o Introducir la cánula con un movimiento curvado hacia arriba dentro del estoma.
  o Si hubiese dificultad, lubricar la punta de la cánula, o utilizar el fiador.
  o Inflar el balón si tuviera.
  o Anudar los extremos de la cinta que pasa por las aletas, en la parte posterior o en un lateral del

cuello con dos nudos firmes que permitan pasar un dedo.

o Dejar al paciente en una posición cómoda.

o Recoger el material utilizado.

o Higiene de manos con jabón antiséptico o solución hidroalcohólica.

– Enseñanza al paciente.

o Enseñar cómo realizar correctamente la limpieza e higiene de la cánula.

o Supervisar que se realiza correctamente estas técnicas.

o Animarlo a beber más líquidos para humedecer las vías respiratorias.

o Si está consciente, enseñarlo bien a comunicarse mediante gestos, escritura, escuchándolo (mirar a la cara)[32].

– Cuidados diarios:

o Vigilar tras el cambio, la aparición de hemorragias.

o Si la cánula fuera de metal, cambiarla antes de la realización de una resonancia magnética.

o Vigilar el riesgo de obstrucción por secreciones o tapones sanguinolentos.

o Limpiar regularmente toda la piel de alrededor del estoma para evitar la acumulación de secreciones.

o Valorar diariamente signos de infección o irritación de la piel.

o Mantener la piel periestomal bien seca, evitando cremas líquidas.

o Realizar diariamente la cura de la herida.

o Cambiar la cánula diariamente o con más frecuencia si es necesario.

o Cubrir el traqueostoma con una gasa que filtra las partículas de polvo.

o Comprobar la correcta presión del balón de traqueostomía (20-25 mmHg).

o Mantener una buena humidificación en todo momento.

o Aspirar las secreciones según necesidad, para garantizar la permeabilidad[32].

– Decanulación: es la retirada definitiva de la cánula.

- o Detener toda alimentación por sonda nasogástrica dos horas antes de realizar la retirada.
- o Colocar al paciente en posición vertical.
- o Llevar el equipo de protección personal, lavarse las manos con jabón antiséptico o solución hidroalcohólica.
- o Colocarse los guantes.
- o Realizar aspiración de la tráquea si fuese necesario.
- o Retirar la cánula interna.
- o Desinflar bien el balón y observar la respuesta del paciente en cuanto a la saturación de O_2.
- o Poner bien la tapa de decanulación, si procede.
- o Administrar oxígeno con la mascarilla y enseñarle bien a realizar respiraciones profundas y ejercicios para provocar la tos.
- o Asegurarnos de que el paciente es capaz de respirar correctamente a través de la vía aérea superior.
- o Quitarse los guantes y lavarse las manos.
- o Monitorizar todos los signos vitales del paciente cada 15 minutos, y observarlo cada dos horas, al menos.
- o Programar alarmas en el monitor para la saturación de O_2.
- o Una vez tapada la traqueostomía, y bien tolerado por el paciente, retirar el tubo de traqueostomía.
- o Observar bien los bordes del estoma y colocar una gasa con un apósito oclusivo[32].

- Registrar el procedimiento en la historia del paciente, con la firma, fecha y hora de realización, la respuesta del paciente, aspecto del estoma, aspecto de las secreciones, registrar tipo de cánula y tamaño y planificar los cuidados diarios.

6.4. AEROSOLTERAPIA.

Se trata de un método de tratamiento basado en la administración de medicamentos, en forma de aerosol por vía inhalatoria que permite utilizar dosis muy pequeñas, haciéndolos llegar de manera casi exclusiva a las vías respiratorias inferiores, en muy poco tiempo, minimizando así los posibles efectos a nivel sistémico[33].

Este tipo de técnica se puede administrar mediante un nebulizador, inhalador en cartucho presurizado e inhalador de polvo seco.

- • Sea cual sea el tipo que elijamos, hay que tener en cuenta una serie de precauciones[33]:

- Si se va a utilizar nebulizador con fuente de oxígeno, no poner en contacto con grasas o aceites por el riesgo de combustión.
- Comprobar la dosis y el medicamento prescrito y que no existen alergias o contraindicaciones.
- Si el paciente tiene alguna dificultad para así realizar la técnica correctamente, debemos proporcionar una cámara de inhalación.
- Colaborar con el paciente y enseñarle como se realiza correctamente la técnica, ya que si no, esta no sirve.
- Si se administra más de un inhalador debe hacerse en este orden, ya que así se puede asegurar la efectividad de los mismos[33]:
  - o 1° Broncodilatadores: Salmeterol, Salbutamol, Terbutalina.
  - o 2° Anticolinérgicos: Bromuro de ipratropio.
  - o 3° Corticoides: Propionato de fluticasona, Budesonida.
- Si se administran por nebulización Salbutamol y Atrovent, se pueden combinar en la misma cazoleta, pues así tienen mayor efecto.

- Nebulización: Los nebulizadores convierte soluciones en aerosoles tan pequeños que pueden ser inhalado y depositados en las vías respiratorias bajas.
  - Utilizan compresores mecánicos de aire o gas comprimido como fuente de energía.
  - Esta técnica requiere muy poca cooperación del paciente y puede utilizase con muchos medicamentos. Además se puede administrar la medicación lentamente durante mucho tiempo de manera pasiva.
  - Mediante la nebulización se pueden administrar los fármacos y/o humidificar las secreciones pulmonares[33].
  - Materiales necesarios:
    - o Toma de oxígeno/aire.
    - o Caudalímetro.
    - o Equipo de nebulización completo. (mascarilla con nebulizador y alargadera.
    - o Medicación para nebulización prescrita y con el suero fisiológico 0,9% o agua bidestilada.
    - o Jeringuilla.

- o Fonendoscopio.
- o Guantes no estériles.
- o Antiséptico bucal[26,34].

- Preparación del paciente:
  - o Identificar al paciente.
  - o Explicarle la técnica a realizar y pedirle su colaboración.
  - o Colocar al paciente en la posición que favorezca la expansión del tórax[26,33].

- Procedimiento con mascarilla:
  - o Lavarse las manos.
  - o Conectar el caudalímetro a la toma de O_2 directamente sin pasar por el humidificador.
  - o Preparar el fármaco en forma líquida con la dosis prescrita y el suero fisiológico, hasta llenar unos 4-5 ml en la cazoleta del nebulizador.
  - o Conectar la mascarilla.
  - o Abrir el caudalímetro entre 6-8l/min comprobando que sale una niebla fina.
  - o Colocar la mascarilla en la boca del paciente, y comprobar bien que el nebulizador está en posición vertical.
  - o Indicar al paciente que respire profundo y lentamente por la boca.
  - o Retirar la mascarilla cuando haya finalizado la nebulización del fármaco.
  - o Si alguna medicación administrada era corticoides, proporcionar una solución antiséptica para realizar la higiene bucal y prevenir la aparición de hongos.
  - o Retirar el equipo nebulizador, y si estuviese prescrito, oxigenoterapia.
  - o Dejar al paciente en posición cómoda.
  - o Recoger el material, quitarse los guantes y lavarse las manos.
  - o Registrar bien el fármaco administrado, la hora, la dosis y alguna incidencia si la hubiera[26,34].

- Procedimiento en el paciente con ventilación mecánica:
  - o Retirar el higroscópico (nariz artificial de la VM).
  - o Conectar entre la cazoleta de nebulización en el circuito inspiratorio y la conexión en "Y".
  - o Conectar el accesorio de nebulización al ventilador

y a la cazoleta nebulizadora.
o Iniciar nebulización.
o Una vez acabada la nebulización, retirar los accesorios de la misma y restaurar el higroscopio[33].

– Mantenimiento del nebulizador:
o Identificar el nebulizador con el nombre y apellido del paciente y la fecha de primer uso.
o Limpiar la cazoleta del nebulizador con agua después de cada uso.
o Cambiar el equipo cada 48 horas.
o Cambiar el sistema si no funcionase.
o Desechar el nebulizador, el tubo y la mascarilla[34].

• Inhaladores: Se van a presentar dos tipo de inhaladores:
– Los inhaladores de cartucho presurizado, que utilizan un gas para facilitar la aerosolización del fármaco. Requiere coordinación entre la pulsación del dispositivo y la inspiración del paciente. Proporcionan una cantidad fija de fármaco[33].
– Los inhaladores de polvo seco, mediante el flujo inspiratorio del paciente, se arrastra y fragmenta las partículas del fármaco. Existen diferentes sistemas de administración, monodosis, multidosis y tienen contador de las dosis administradas o de las que quedan[33].

– Materiales necesarios:
o Inhalador del tipo prescrito.
o Cámara de inhalación si se necesita.

– Procedimiento:
o Comprobar bien la prescripción médica: fármaco, dosis, vía de administración.
o Identificar al paciente y explicarle bien en qué consiste el procedimiento.
o Realizar lavado de manos.
o Administrar y/o enseñarle a utilizar correctamente el inhalador.
– Inhalador presurizado sin cámara espaciadora[35,26,33,35]:
o Sujetar el inhalador entre el índice y el pulgar y agitar

para mezclar el contenido.
- o Colocaremos el inhalador en vertical ("L").
- o Pedir a nuestro paciente que realice una espiración lenta y profunda.
- o Explicarle bien al paciente que introduzca la boquilla en su boca y a su vez cierre los labios sellando la boquilla y dejando la lengua apoyada en el suelo de la boca para que no interfiera en la entrada del medicamento.
- o Indicarle bien que inspire profundamente hasta llenar por completo los pulmones, pues es importante que se pulse el cartucho una vez se haya iniciado la inspiración.
- o Solo pulsar el inhalador una vez. Si se requiere más dosis, esperar al menos 1 minuto y repetir los pasos descritos.
- o Retirar el dispositivo de la boca e indicar al paciente que aguante la respiración durante unos 10 segundos.
- o Limpiar la boquilla de los posibles restos que se haya quedado de polvo y colocar la tapa.
- – Inhalador presurizado con cámara espaciadora:
  - o Sujetar el inhalador entre el dedo índice y el pulgar y agitar para mezclar el contenido.
  - o Colocar el inhalador en vertical ("L") en la cámara espaciadora.
  - o Explicarle muy bien a nuestro paciente, como colocar la cámara en la boca, sellarla con los labios y bajar la lengua, o acoplar la mascarilla a la cara del paciente.
  - o Pedirle que respire profundamente de 6 a 10 veces sin separar la boca de la cámara, mientras realizamos la pulsación. Si es necesario repetir la dosis, esperar unos 30 segundos.
  - o Separar el inhalador de la cámara y una vez terminado todo el procedimiento.
  - o Lavar la cara del paciente y enjuagar la boca con agua.
  - o Limpiar la boquilla del inhalador y colocar la tapa[26,35].

- – Cartucho presurizado en pacientes con ventilación mecánica:
  - o Retirar el higroscópico (nariz artificial) del circuito externo del ventilador.
  - o Conectar bien la cámara espaciadora entre el circuito inspiratorio y la conexión en "Y".
  - o Destapar el cartucho, agitar y conectarlo bien a la válvula unidireccional.

o Realizar una pulsación justo antes de que comience el ciclo inspiratorio.
o Retirar la cámara espaciadora.
o Volver otra vez a colocar el higroscópico en el circuito[33].

- En Inhaladores de polvo seco.
- Quitar la tapa y cargar la dosis que se hace de forma diferente dependiendo del dispositivo:
   o Sistema Turbuhaler® (multidosis): Sujetar el dispositivo en vertical y cargar la dosis moviendo la rosca inferior primero a la derecha y luego a la izquierda, hasta que haga "clic".
   o Sistema Accuhaler® (multidosis): Deslizar el protector y apretar el gatillo hacia abajo y hasta el tope.
   o Sistema Handihaler® (monodosis): Levantar la boquilla, colocar la cápsula en el orificio y cerrar el inhalador. Con la boquilla hacia arriba apretar el pulsador hasta el fondo para romper la capsula y que el contenido pueda inhalarse.
      ▪ Vaciar los pulmones, sin hacerlo dentro del dispositivo.
      ▪ Colocar la boquilla en la boca, sellando con los labios y evitando que la lengua tapone.
      ▪ Inhalar con el máximo esfuerzo inspiratorio, tan fuerte como pueda y durante el mayor tiempo posible, hasta haber llenado por completo los pulmones.
      ▪ Retirar el dispositivo sin exhalar dentro.
      ▪ Aguantar bien la respiración aproximadamente durante 8-10 segundos.
      ▪ Cerrar el dispositivo[33,35].
o Enseñar al paciente a enjuagarse a boca y hacer gárgaras después de la utilización de inhaladores.
o Dejar al paciente en posición cómoda.
o Recoger todo el material y lavarse las manos.
o Enseñar al paciente y/o la familia[33]:
      ▪ Como se le administra correctamente la medicación, a la hora y dosis prescrita.
      ▪ Ayudarle a familiarizarse con el dispositivo, explicándole sus partes.
      ▪ Advertirle que es imprescindible que

respire por la boca cuando realice la inspiración.

- Recordarle que en los dispositivos de polvo seco, no debe soplar ni exhalar cerca de la boquilla.
- A realizar la higiene bucal y gárgaras, sobre todo en administración de corticoides para evitar infecciones por hongos.
- Enseñarle como saber cuándo el dispositivo está agotado.
- A realizar el mantenimiento y limpieza del inhalador.

o Registrar el procedimiento con la fecha, hora, la tolerancia del paciente a este tipo concreto de dispositivo.

- Mantenimiento de los diferentes dispositivos:
  o Cartucho presurizado:
    - Comprobar el estado de la cámara y las válvulas.
    - Desmontar las piezas de la cámara y lavarlas con agua templada y un jabón suave, al menos una vez a la semana.
    - Reemplazar la cámara si apareciesen fisuras.
    - Colocar la cámara en un lugar que no esté expuesta a grasas ni polvo, así como a altas temperaturas o cerca del fuego.
    - No aplicar aceites o lubricantes en las válvulas.

  o Dispositivos de polvo seco:
    - Vigilar el indicador de dosis, para saber el medicamento que queda en el dispositivo.
    - En el dispositivo Turbuhaler aparece una marca roja, que nos indica que aún le quedan 20 dosis, cuando se coloca en la parte inferior, ya no quedan dosis.
    - En el dispositivo Accuhaler, una

ventanita nos indica de la dosis de la que dispone.

- Guardar los dispositivos en lugar fresco y seco, y alejado de la humedad.
- Estos dispositivos nunca deben limpiarse con agua, frotar con un paño que no deje pelusas o un papel seco la boquilla del mismo después de su utilización[35].

6.5. ASPIRACIÓN DE LAS VÍAS AÉREAS.

Antes de realizar la aspiración de las vías aéreas (nasofaringe, orofaringe y tráquea), es necesario determinar la necesidad que existe de aspiración, debido a la irritación y disconfort que produce dicho procedimiento. Es necesario limitar el número de aspiraciones, así como anotar el tipo y cantidad de secreciones obtenidas en el registro. Tras la succión traqueal el orden es aspirar la orofaringe[36].

A continuación se describen diferentes pasos para la preparación del material, preparación del paciente, así como una distinción de realización de la técnica para cada zona a aspirar y recomendaciones.

- Preparación del material:
  - Es necesario comprobar el estado, funcionamiento y caducidad del material a utilizar[37,38]:
  - Aspirador de vacío.
  - Sondas de aspiración estériles de calibre adecuado.
  - Guantes estériles y equipo de protección personal.
  - Solución de lavado: agua o suero fisiológico estéril.
  - Toma de oxígeno y regulador de potencia de aspiración.
  - Frasco contenedor de bolsa de aspiración y la bolsa desechable.
  - Mascarilla de oxígeno, ambú, cánula orofaríngea, lubricante hidrosoluble y estetoscopio.

- Preparación del paciente:
  - Proporcionar intimidad.
  - Informar al paciente y familia sobre el procedimiento que se le va a realizar y animar a preguntar dudas.
  - Solicitar la colaboración del paciente en caso de que esté consciente colocar en semiflowler, cuello hiperextendido y para aspiración nasal y cabeza girada hacia un lado para la

aspiración oral. En caso de que el paciente esté inconsciente se coloca en decúbito lateral, evitando la caída de la lengua[37].

- Técnica orofaríngea y nasofaríngea:

La aspiración de secreciones nasofaríngeas se trata de un procedimiento con la finalidad de eliminar las secreciones nasofaríngeas así como evitar la acumulación de microorganismos[37].

La aspiración de secreciones orofaríngeas se trata de un procedimiento que se realiza con la finalidad de limpiar la orofaringe mediante la aspiración de secreciones[37].

- Colocación de equipo de protección personal.
- Higiene de manos.
- Comprobar presión negativa (120-150 mmHg en adultos, 80-120 mmHg en adolescentes, 80-100 mmHg en niños y 60-80 mmHg en neonatos), ocluyendo el extremo de los tubos de succión antes de conectar la sonda de aspiración.
- Oxigenar 30 segundos.
- Conectar sonda a la unidad de aspiración.
- Calcular de forma aproximada la profundidad (distancia entre el lóbulo de la oreja y la punta de la nariz). Lubricar el extremo de la sonda con lubricante hidrosoluble o con suero fisiológico.

Aspiración orofaríngea:

- Insertar sonda a través de la boca suavemente a lo largo de un lateral hasta la orofaringe sin aplicar aspiración a través de boca o ventana nasal.
- Si el paciente está inconsciente realizar procedimiento a través de cánula orofaríngea.
- Para aspirar pulsar el pulgar sobre el orificio de aspiración.
- Extraer la sonda sin rotación y aspirar continuamente en una duración máxima de 15 segundos.
- Si se necesita otra aspiración, repetir procedimiento a los 20-30 segundos con una nueva sonda.
- Una vez utilizada se desecha la sonda utilizada y se limpia el sistema conector con agua del recipiente estéril para que esté

disponible[37].

Aspiración nasofaríngea:

- En caso de que existan secreciones en las vías aéreas inferiores se introduce la sonda a través de uno de los orificios nasales 10-15 cm hasta estimular la tos y una vez el paciente tosa se accede a la tráquea.
- Es necesario animar a que el paciente tosa y que no degluta para evitar la dirección de la sonda al estómago[37].

- Técnica de aspiración por traqueostomía o tubo endotraqueal:

Se trata de un procedimiento mediante el cual se introduce un catéter flexible en la vía aérea artificial (traqueostomía) para efectuar la aspiración de secreciones y con ello lograr un adecuado estado respiratorio. Es importante evitar la desconexión con el ventilador mecánico. Se diferencia en técnica abierta y cerrada[37]:

- Técnica abierta:
  o Colocación de equipo de protección personal.
  o Higiene de manos.
  o Comprobar presión negativa (120-150 mmHg en adultos, 80-120 mmHg en adolescentes, 80-100 mmHg en niños y 60-80 mmHg en neonatos), ocluyendo el extremo de los tubos de succión antes de conectar la sonda de aspiración.
  o En ventilación mecánica (VM) oxigenar con O2 al 100% durante 30-60 segundos ajustando FiO2.
  o Usar mano dominante en el manejo de la sonda, retirar la funda y coger la sonda por la parte mas proximal manteniendo la esterilidad del extremo distal.
  o Se introduce la sonda sin aspirar a través del sistema de aspiración desconectando el tapón del sistema de ventilación con la otra mano.
  o Al alcanzar la carina se aprecia resistencia y se retira la sonda 1 cm antes de comenzar a aspirar.
  o Realizar la aspiración como en los procedimientos anteriores, aplicando el pulgar sobre el orificio de aspiración y con una duración máxima de 15 segundos en adultos, 10 segundos en niños y adolescentes, 5 segundos en neonatos. Finalmente extraer la sonda sin rotar y aspirando continuamente, desechar la sonda y limpiar el sistema con agua estéril para que esté

disponible.
- o Si se necesita otra aspiración, repetir procedimiento a los 20-30 segundos con una nueva sonda.
- o Por último dejar al paciente en una posición cómoda.

- Técnica cerrada:
  - o Preparar equipo de protección personal e higiene de manos.
  - o Regular la presión de aspiración.
  - o Oxigenar al paciente mediante un mecanismo manual existente en el ventilador mecánico, de tiempo autolimitado.
  - o Conectar el catéter de aspiración cerrada al swivel y por el otro extremo, al aspirador.
  - o Colocar una jeringa con suero salino en la entrada para el suero (para lavar la sonda al terminar la aspiración).
  - o Introducir el catéter dentro del tubo traqueal hasta que se note resistencia o el paciente presente tos y realizar mismo procedimiento que en pasos anteriores[37].

- Recomendaciones:
  - Es importante observar la aparición de broncoespasmo, hipoxia, hemorragia, arritmias, e incluso la dificultad en el avance de la sonda y reflejo vasovagal.
  - En caso de que el paciente esté monitorizado es necesario vigilar la presión arterial, frecuencia cardíaca, bradicardia y saturación de oxígeno.
  - No se debe realizar la aspiración de secreciones de forma rutinaria, debido a que es un procedimiento traumático que erosiona la mucosa traqueal y sensación de asfixia.
  - No se debe instilar suero fisiológico de forma rutinaria a través del tubo endotraqueal antes de la aspiración. Sólo cuando las secreciones son espesas y secas para mantener la hidratación y humidificación de las mucosas.
  - Los tubos de conexión del aspirador deben mantenerse limpios y alejados del suelo, en caso de que rocen con el mobiliario o suelo hay que desecharlos.
  - Es necesario utilizar una nueva sonda por cada procedimiento de aspiración de secreciones para evitar infecciones.

- Es necesario cambiar el sistema cerrado de aspiración cada 72 horas o si está sucio menor tiempo. En cuanto al circuito del ventilador cambiarlo cuando se extube al paciente o esté sucio/condensado.

- Es necesario suspender temporalmente la nutrición enteral cuando se realice el procedimiento de aspiración o realizarla la aspiración previamente a la nutrición enteral y pasarla a goteo lento, siempre en posición semifowler.

- Mantener elevada la cabecera de la cama de 30 a 45°, excepto en caso de contraindicación, antes, durante y después del procedimiento[37].

6.6. OBSTRUCCIÓN DE LAS VÍAS AÉREAS- MANIOBRA DE HEIMLICH.

Generalmente la obstrucción de la vía aérea se produce por la presencia de cuerpo extraño en las vías respiratorias. Se trata de una situación de urgencia vital en la que se hace necesario diferenciar una obstrucción por la manifestación de dificultad respiratoria conjuntamente a tos, arqueo y estridor, así como la aparición del signo universal de obstrucción, que se manifiesta con llevarse las manos a la garganta y gestos de desesperación[9,10]. Esto es debido a que algunas enfermedades vienen asociadas con síntomas y signos de dificultad respiratoria, cianosis que pueden confundir el cuadro.

La obstrucción con mayor medida se debe a alimentos en pacientes con dificultad en la deglución, niños pequeños, y en ancianos.

- Observaciones/Precauciones:
    - Es muy importante valorar el estado de consciencia del paciente.
    - No deben efectuarse golpes interescapulares si el paciente está en posición vertical.
    - El barrido digital puede ser usado en pacientes inconscientes, en el caso de que el material sólido esté visible.
    - Sospechar de atragantamiento en niños y lactantes ante una dificultad respiratoria de comienzo rápido asociado a tos, náuseas o estridor, sin otros signos de enfermedad, o si el niño estaba tratando con piezas pequeñas inmediatamente antes del comienzo de los síntomas.
    - En el caso de que el paciente vomite colocarlo en

posición lateral de seguridad.
- Valorar la evolución del paciente, y en caso de que no remita el episodio solicitar ayuda[40].

• Tipos de obstrucción:
La obstrucción de la vía aérea puede ser:
Es necesario comprobar la dificultad respiratoria al paso del aire para determinar la ausencia de movimientos respiratorios o los esfuerzos encaminados a respirar[39,40,41].

- Completa: El paciente se lleva las manos al cuello, refiere ansiedad, no puede hablar, cianosis, ausencia de tos, mala o ausencia de entrada de aire y mucha dificultad respiratoria. El tratamiento es animar a que el paciente tosa y no interferir en los intentos, en caso de tos inefectiva es necesario colocarse al lado y por detrás del paciente sujetar el pecho con una mano e inclinarlo hacia adelante para que el objeto al toser salga de la vía aérea, y dar cinco palmadas fuertes con el talón de la mano. En caso necesario activar SEM y proceder a maniobra de Heimlich.
- Incompleta: El paciente tiene capacidad de habla, dificultad respiratoria, capacidad de toser e intercambio gaseoso. El tratamiento es activar el SEM y proceder a maniobra de Heimlich.

Se resumen en dos grupos:

- Personas conscientes: Puede deberse por la aspiración de alimentos debida a una descoordinación entre deglución y respiración, o el paso de cuerpos extraños al interior de la boca. La actuación se basa en realizar maniobra de Heimlich.
- Personas inconscientes: La causa de la obstrucción en mayor parte es debida a la caída de la lengua que ocluye la faringe, o cuando tras el atragantamiento por el cuerpo extraño se ve incapacitada la respiración y cae en estado de inconsciencia. La actuación se basa en activar el sistema de emergencias y comenzar con la apertura de la vía aérea y en caso de que se visualice y sea accesible el objeto causante del atragantamiento realizar un barrido digital. Posteriormente realizar RCP.

• Maniobra de Heimlich

En caso de que las palmadas no sean eficaces, se realizarán cinco compresiones abdominales para aumentar la presión intraabdominal e indirectamente fomentar la tos. Consiste en:

- Con el paciente sentado o de pie, colocarse detrás rodeando con ambos brazos la parte superior de su abdomen.
- Inclinarle bien hacia adelante.
- Poner una de nuestras manos en puño, y situarlo en la línea media entre el ombligo y lejos del xifoides.
- Con la otra mano se agarrará el puño y se presionará con movimientos rápidos, hacia dentro y hacia arriba.
- Repetir cada compresión 5 veces si el cuerpo extraño no es expulsado.
- En pacientes obesos o embarazadas, se rodeará a la víctima con nuestros brazos por debajo de las axilas y rodeando el pecho de la víctima. La compresión se realizará situando el puño en medio del esternón y presionando hacia atrás. Teniendo especial cuidado de no presionar la apófisis xifoidea ni los márgenes de la parrilla costal.
- Si la obstrucción no se resuelve, continuar alternando las cinco palmadas en la espalda con las cinco compresiones abdominales.
- Esta maniobra se realizará tantas veces como sea necesario hasta expulsar el objeto que provoca asfixia, o hasta que el paciente quede inconsciente[40].

Para una información más amplia sobre la actuación ante obstrucción en estado consciente para adultos, niños y lactantes, y en estado inconsciente en adultos y niños. *(Véase Anexo 7)*[39].

- Cuidados posteriores:
    - Valorar el estado del paciente y avisar al médico.
    - Verificar permeabilidad de la vía aérea.
    - Higiene de la boca.
    - Adaptar la dieta a las características del paciente[40]

Para una información más gráfica sobre la realización de la maniobra de Heimlich (Véase Anexo 8 y 9)[42].

EDITOR: *Diego Molina Ruiz*

7 INCENTIVADORES

La fisioterapia respiratoria ayuda a mantener abiertas las vías aéreas, a la mejora de la depuración de secreciones bronquiales, así como a la mejora del intercambio gaseoso[43].

Generalmente las indicaciones de la fisioterapia respiratoria son para los pacientes con una hipersecreción, hipoxemia e hipercapnia, disnea de reposo/ejercicio, tolerancia reducida al esfuerzo o disminución de la capacidad para realizar las actividades de la vida diaria, insuficiencia respiratoria crónica, necesidad de ventilación mecánica, preoperatorio o postoperatorio de intervención quirúrgica pulmonar, o incluso el aumento de la necesidad de intervención de cuidados agudos[44].

Se incluyen una amplia variedad de técnicas, como son la fisioterapia torácica convencional (percusión, vibración y drenaje postural), técnicas de respiración (respiración diafragmática, presión espiratoria positiva),así como otros procedimientos como son drenaje autógeno, técnicas de espiración forzada y tos dirigida/asistida, e incluso el uso de instrumentos[43]. Este apartado lo dedicaremos a la explicación de las técnicas de fisioterapia más utilizadas actualmente en el ámbito hospitalario[45,46]:

- Fisioterapia convencional.
  - Percusión (clapping).

Se trata de una de las técnicas de fisioterapia respiratoria más utilizada en la actualidad y consiste en la aplicación de golpeteos rítmicos y enérgicos sobre la caja torácica. La finalidad de este procedimiento es el trasporte, desprendimiento y movilizaciones mucociliares gracias a las percusiones sobre el tórax.

Es importante recordar que no debe realizarse en caso de que exista afecciones como son las siguientes: tuberculosis, herida/dolor torácica, neumotórax, broncoespasmo, hemoptisis, un enfisema subcutáneo, coagulopatías, procesos neoplásicos en pulmón, columna o costillas, y fracturas costales/esternales.

El procedimiento tiene una duración de 10-20 minutos según tolerancia y consiste en:

- o Se informa al paciente de la técnica a realizar.
- o Se procede a la localización de la zona donde se va a realizar la percusión o sobre el tórax, y de las secreciones mediante auscultación pulmonar.
- o Se colocar al paciente adecuadamente facilitando el acceso a la zona a percutir generalmente en decúbito infralateral para que la compresión del pulmón en la zona de apoyo facilite la onda de la percusión.
- o Se cubre la zona a percutir para evitar equimosis, del mismo modo alejarse de zonas óseas, vísceras, abdomen y mamas.
- o Se colocan ahuecadas las manos y se realizará la técnica de forma enérgica y rítmica en flexo-extensión y atendiendo a secreciones localizadas (percutir sobre la zona exacta) o secreciones generalizadas (desplazar las manos de caudal a craneal y de lateral a medial).

- Vibración manual/ mecánica:

Existen dos modalidades de vibración, la vibración manual (manos del profesional) y la vibración mecánica (mediante un instrumento), es importante optar por una de ellas acorde a la situación clínica del paciente y los efectos de cada modalidad.

En cuanto a la vibración manual, se trata de una técnica que consiste en la aplicación de un efecto oscilatorio sobre el aparato tóracopulmonar que se dirige hacia las vías aéreas para aumentar y favorecer el transporte y la eliminación de las secreciones bronquiales (flujo espiratorio, batido ciliar y compuestos del moco).

Es importante recordar que no debe realizarse en caso de exista afecciones como las siguientes: Hemoptisis, osteoporosis, metástasis ósea, fracturas costales o neumotórax abierto.

- El procedimiento consiste en:
    o Se informa al paciente de la técnica a realizar.
    o Se coloca al paciente de forma que favorezca el

efecto de las vibraciones en decúbito lateral para aumentar la densidad en el pulmón y producir una mayor onda oscilatoria.

o Se insta al paciente para que realice espiraciones lentas con la boca abierta para facilitar la salida del aire.

o Se colocan las manos perpendiculares a la zona torácica y se aplica contracción de la musculatura de los brazos junto con compresión del tórax en la fase espiratoria. No olvidar de mantener el ángulo perpendicular a la pared torácica.

o Pueden realizarse hasta 7 repeticiones teniendo en cuenta de que la frecuencia de la oscilación irá disminuyendo secuencialmente.

En cuanto a la vibración mecánica, se utilizará un instrumento que se debe ajustar para determinar el nivel de oscilación conveniente.

– El procedimiento tiene una duración de 3 a 5 minutos y consiste en:
  o Se informa al paciente de la técnica a realizar.
  o Se coloca al paciente de forma que favorezca el efecto de las vibraciones en decúbito lateral para aumentar la densidad en el pulmón y producir una mayor onda oscilatoria.
  o Una vez localizada la zona a tratarse, se coloca el dispositivo perpendicularmente sobre el área del tórax.

– Drenaje postural:

Se trata de una técnica utilizada a lo largo de la historia para facilitar el transporte de las secreciones mucociliares del árbol bronquial (desde segmentos bronquiales hacia los bronquios principales) gracias al efecto de la gravedad, generalmente con la colocación del paciente en Trendelenburg. Para mejorar su eficacia puede ser complementada con percusiones y vibraciones e incluso con el ciclo activo respiratorio.

Es importante recordar que no debe realizarse en caso de que exista afecciones como son las siguientes: hemoptisis, disnea grave, cardiopatía, hipertensión o el edema craneal, reflujo gastroesofágico o la inestabilidad hemodinámica.

– El procedimiento tiene una duración de 15-20 minutos según tolerancia y consiste en:

o   Se informa al paciente de la técnica a realizar.
o   Se coloca al paciente en la postura adecuada según el segmento bronquial. Así como tolerancia y consistencia de las secreciones.
o   Se incorpora al paciente al toser o realizar espiración forzada para que al controlar el flujo espiratorio no se altere demasiado.
o   Esta técnica conlleva riesgo de desaturación, por lo que es recomiendable una monitorización continua de la saturación.
o   Es necesario esperar 2 horas antes de la comida, de esta forma se reducirá el posible riesgo de un reflujo gastroesofágico.

- Otros:
    - Respiración diafragmática:

Se trata de una técnica que tiene la función de ayudar al paciente a elevar el diafragma incrementando la expansión pulmonar y mejorando la ventilación de las bases pulmonares.

    - El procedimiento tiene una duración aproximada de un 1 minuto y consiste en:
        o Se le informa al paciente de la técnica a realizar.
        o Se coloca al paciente sentado para lograr una expansión pulmonar óptima.
        o Se le pide al paciente que inspire bien por la nariz lentamente desplazando hacia fuera el abdomen.
        o Se le pide al paciente que espire por la boca con los labios fruncidos y que contraiga el abdomen.
        o Se coloca una mano sobre el tórax del paciente y la otra sobre el abdomen (debajo de las costillas), para notar la elevación y descenso del diafragma.
        o Se deja descansar 2 minutos antes de comenzar nuevo ciclo.

    - Presión espiratoria positiva:

Se trata de una técnica cuya finalidad es el transporte de secreciones bronquiales desde las vías aéreas medias y más distales para mejorar la ventilación colateral y disminuir la posible hiperinsuflación pulmonar producto de la resistencia del flujo aéreo.

Se incluyen dispositivos de presión espiratoria positiva (PEP) Y PEP-oscilante. La utilización de estos en la fisioterapia respiratoria aporta la ventaja de la autonomía del paciente, mejora del aclaramiento mucociliar procedente del batido ciciliar.

Es importante recordar que no debe realizarse en caso de exista afecciones como las siguientes: Sinusitis u otitis, neumotórax no tratado, vías aéreas hiperreactivas, fracturas faciales y hemoptisis.

El procedimiento de los sistemas PEP (PiPep® y TheraPEP®) realizan resistencia en el flujo espiratorio para crear una presión positiva en las vías aéreas, y puede ajustarse el grado de resistencia en dichos dispositivos.

En cuanto a los sistemas PEP-oscilante (Flutter®, Acapella® y RC-Cornet®), además de lo anteriormente descrito en los sistemas PEP, actúan sobre las propiedades reológicas del moco y favorecen el drenaje bronquial.

– Drenaje autógeno:

Se trata de una técnica cuya función principal es la movilización de secreciones desde las vías medias y distales hasta las proximales y su expulsión a través de la expectoración gracias al aumento de la velocidad del flujo aéreo respiratorio. Se observa una notable mejora sobre otras técnicas como son el drenaje postural, vibración y percusión, debido al grado de autonomía que posibilita al paciente y que trasladan las secreciones fuera de la capacidad funcional residual debido a la notable mejora en el transporte mucociliar y ausencia de episodios de desaturación, aunque es menos eficaz en la modificación de las propiedades viscoelásticas de las secreciones.

Es muy importante recordar que no debe realizarse en caso de exista afecciones como las siguientes: Episodio de hemoptisis grave e inestabilidad hemodinámica.

– La técnica consiste en:
  o Se le informa al paciente de la técnica que se le va a realizar y se le pide su colaboración.
  o Se coloca al paciente en sedestación con la espada recta, sin embargo en caso de no tolerancia se le coloca en decúbito supino para facilitar así la respiración diafragmática.
  o Se insta al paciente a que inspire lentamente por la nariz utilizando el diafragma o la parte inferior del tórax, posteriormente tras una pausa de unos 2-4 segundos manteniendo detenida la caja torácica y abierta la glotis dentro de la capacidad pulmonar total y según la localización de las secreciones.
  o Se insta al paciente a que espire por la nariz manteniendo la glotis abierta elevadamente pero sin compresiones dinámicas, sin embargo en caso de caída rápida de la velocidad del flujo aéreo se auscultará y el paciente espirará por la boca.

o A través de los crujidos de las secreciones bronquiales a través de la boca y de las vibraciones de las secreciones del tórax se localizan éstas.

o Deben evitarse espiraciones forzadas excepto al final para ayudar a la expulsión de secreciones.

– El drenaje autógeno se divide en 3 fases:

o 1ª fase de despegar las secreciones bronquiales.

o 2ª fase de acumular o para recolectar las secreciones bronquiales hacia vías aéreas proximales.

o 3ª fase de evacuar las secreciones bronquiales.

– Técnicas de espiración forzada:

Se trata de una combinación de técnicas del ciclo activo respiratorio (CAR). Presentan más beneficios a un corto plazo que las técnicas convencionales. Su finalidad es la de movilización y expulsión de las secreciones en vías aéreas medias y proximales.

– La técnica consiste en:

o Se informa al paciente de la técnica que se le va a realizar.

o Se coloca al paciente en sedestación o en decúbito supino semiincorporado o decúbito lateral en caso de que no tolere la sedestación.

o El profesional se coloca posterior al paciente y coloca sus manos a nivel abdominal o costal inferior.

o Se inicia ahora el ciclo activo en la fase de control respiratorio. Y se le pide al paciente que respire normalmente durante 1-2 minutos.

o Se continúa con la fase de expansión torácica. Se le pide al paciente que realice unas 3-4 inspiraciones profundas y espire con labios fruncidos lentamente.

o Se comienza la fase de TEF. Se le pide al paciente que realice una inspiración profunda tras una espiración forzada (máximo de 3 ciclos).

o En el caso de que las secreciones no se expulsen bien o no se movilicen adecuadamente se vuelve a la fase de control respiratorio y se detienen las maniobras de TEF. Para ello se recomienda auscultar al paciente.

– Tos dirigida:

Se trata de una técnica en la que el paciente debe de ser competente muscularmente y autónomo para colaborar tosiendo tanto en la fase inspiratoria como espiratoria en sedestación o decúbito supino semi-incorporado.

Es necesario que se presente una PFT <270 L/min y una capacidad vital (CV) <2000 mL o CV=50%, así como cuando existe dificultad para movilizar secreciones e incluso en infecciones respiratorias en enfermedad neuromuscular.

- El procedimiento en la fase espiratoria consiste en:
  o Se informa al paciente de la técnica a realizar.
  o Se le indica al paciente que se coloque en sedestación o en decúbito supino semiincorporado.
  o Se le indica al paciente que realice una inspiración nasal profunda y la apertura de la glotis al iniciar la fase espiratoria.
  o Posteriormente de que el paciente espire, el profesional asiste manualmente desde el tórax o el abdomen.

- El procedimiento en la fase inspiratoria consiste en:
  o Se le informa al paciente de la técnica a realizar.
  o Se le indica al paciente que se coloque en sedestación o decúbito supino semi-incorporado.
  o Se utilizan dispositivos de presión positiva para facilitar la insuflación para suplir la posible falta de fuerza muscular inspiratoria. Esto puede ser cubierto por el sistema mecánico de insuflación-exsuflación con el Ambú®.

EDITOR: *Diego Molina Ruiz*

8 RESUMEN

Para realizar una correcta valoración de la necesidad de respirar, es necesario hacer un recordatorio de las principales estructuras anatómicas, como se relacionan entre ellas y la fisiología del aparato respiratorio.

El aparato respiratorio está formado por la nariz, la cavidad nasal, la faringe, la laringe, la tráquea, los pulmones, los bronquios, bronquiolos y bronquiolos terminales.

En cuanto a la fisiología, la ventilación pulmonar es un proceso que comprende la inspiración y la espiración. Este movimiento de aire, se realiza gracias a los cambios de presión dentro de los pulmones, favorecida por los músculos intercostales externos y el diafragma. Además de los movimientos respiratorios normales, estos también se pueden forzar, para realizarlos de forma más profunda, donde actuarían otros músculos, denominados accesorios (esternocleidomastoideo, pectoral menor, escalenos, intercostales internos y abdominales).

Tampoco debemos olvidar los volúmenes pulmonares ya que estos se ven afectados en caso de patología respiratoria. Estos volúmenes se miden con un espirómetro y son el volumen corriente, la ventilación minuto, el volumen de reserva inspiratorio y espiratorio, el espacio muerto anatómico y el volumen residual.

Las capacidades pulmonares, que son la suma de dos o más volúmenes son, la capacidad inspiratoria, funcional vital y pulmonar total.

Una vez hecho este recuerdo anatomofisiológico es necesario hacer un breve resumen de las principales afecciones que nos podemos encontrar en nuestra labor como profesionales de enfermería.

Las patologías o afecciones incluidas son el resfriado común, la faringitis, la bronquitis aguda, la neumonía, la EPOC, y como afecciones que requieren una actuación de urgencia, el EAP, el neumotórax y el hemotórax. En cada una de ellas se incluyen tanto las manifestaciones clínicas y el tratamiento, como los cuidados de enfermería que deben aplicarse en cada uno de ellos, aunque no debemos olvidar que estos deben individualizarse según las necesidades y características del paciente.

Para ello es importante la correcta valoración del estado respiratorio con la identificación de aquellos síntomas y signos que evidencien la ausencia de normalidad y posible enfermedad. En cuanto a los síntomas más destacables son la tos, expectoración, hemoptisis, disnea y dolor torácico. En esta línea los signos a considerar son las alteraciones ventilatorias, utilización de la musculatura respiratoria accesoria, incoordinación toracoabdominal, cianosis, acropaquia, e insuficiencia cardíaca derecha.

Tras la identificación de los signos y síntomas, es necesario el uso de técnicas que orienten al diagnóstico de las enfermedades respiratorias. Podemos diferenciar desde pruebas básicas, en las que nos encontramos con la espirometría basal, prueba broncodilatadora o de reversibilidad, gasometría arterial, de pruebas complementarias como son el análisis de los gases respiratorios no invasivo, prueba de transferencia de monóxido de carbono, pruebas de esfuerzo, y la determinación de los volúmenes pulmonares estáticos y resistencias pulmonares.

Antes de guiarnos en la realización de protocolos y planes de actuación desde el equipo multidisciplinar sanitario se hace necesario el reconocimiento de los diagnósticos más importantes de la necesidad de respiración, destacando aquellos concernientes a la función respiratoria, respuesta cardiovascular/pulmonar, así como lesión física.

La oxigenoterapia, que es la administración de oxígeno a una concentración mayor que la del aire ambiente, está indicada en todos los procesos respiratorios así como en el IAM, postoperatorio… Debemos tener en cuenta, que se puede administrar de varias formas: gafas nasales, mascarilla, carpa… Donde la elección de cada una dependerá, de las necesidades y características del paciente. Es importante no olvidar la necesidad de humidificar el oxígeno por el riesgo de sequedad de las mucosas y seguir las indicaciones para llevar a cabo la técnica.

Otro procedimiento más avanzado es la ventilación artificial, ya sea manual o mecánica, que se utilizan cuando la ventilación espontánea del paciente se encuentra comprometida o ausente.

La ventilación artificial manual se administra con una bolsa autoinflable o Ambú® y una mascarilla, abriendo la vía aérea del paciente ya sea con la hiperextensión del cuello o por tracción mandibular, a una frecuencia de 12-14 insuflaciones por minuto.

La ventilación artificial mecánica, puede ser invasiva o no invasiva. La no invasiva se administra presión positiva través de una mascarilla especial y la invasiva, requiere de intubación orotraqueal para proporcionar esa presión positiva.

Debido a las diferencias que existen entre los tipos de ventilación artificial, cada uno de ellos precisa de unos materiales y de una preparación y procedimientos distintos, por lo que es muy importante conocer tanto el procedimiento de cada uno de ellos, como el mantenimiento y cuidados del paciente mientras están sometidos a este tipo de terapia.

Otro de los procedimientos descritos, es la traqueostomía, abertura que se realiza en la tráquea en pacientes que llevan mucho tiempo sometidos a ventilación mecánica, cuando el destete de la misma ha fracasado o cuando queremos solucionar una obstrucción de las vías superiores.

Este procedimiento lo realiza el personal médico, pero es necesario que conozcamos los materiales que se utilizan para su inserción, así como el mantenimiento de la cánula, el cuidado de la piel del paciente y cómo realizar una adecuada educación del paciente tanto del procedimiento y de cómo realizar sus autocuidados.

En cuanto a la aerosolterapia, es la administración de fármacos directamente en las vías respiratorias inferiores gracias a que el tamaño de las partículas del mismo es muy pequeño y se pueden administrar en forma de aerosol. Esta técnica se puede realizar tanto en forma de cartuchos presurizados, en forma de polvo seco o por nebulización.

Dependiendo del método que elijamos, los materiales, procedimientos e indicaciones al paciente serán diferentes, pero es muy importante que el personal de enfermería conozca todos ellos, pues son procedimientos que se realizan con mucha asiduidad.

La aspiración de las vías aéreas es un procedimiento a la orden del día en aquellos pacientes con afección respiratoria de diversa índole, y se puede realizar tanto a nivel orofaríngeo y nasofaríngeo, como a través de traqueotomía o tubo endotraqueal. Se recomienda seguir las indicaciones aportadas y las medidas de preparación del material y paciente y procedimiento de la técnica según su localización.

En cuanto a la obstrucción de las vías aéreas es necesario considerar si se debe a la presencia de un cuerpo extraño o a la propia afección respiratoria que causa mal estar y disminución de la oxigenación. Es fácilmente reconocible por el signo universal de llevarse las manos a la garganta junto con gestos de desesperación. Hay que seguir diferentes procedimientos según se trate de adulto/niño o lactante, y según el estado de consciencia que éste manifieste.

La maniobra de Heimlich es el punto clave en la obstrucción de las vías aéreas, por lo que en este libro se tratará ampliamente el que hacer en cada situación para la mejor efectividad de la técnica, así como los cuidados posteriores a realizar.

Por último, no olvidar el mencionar la importancia de la fisioterapia respiratoria para la ayuda a mantener abiertas las vías aéreas, depuración de secreciones bronquiales y la mejora del intercambio gaseoso en aquellos pacientes que poseen ciertas dificultades respiratorias como son necesidad de ventilación mecánica, dificultad en realizar actividades diarias, hipoxemia e hipercapnia, entre otros, y en postoperatorio y cuidados agudos.

Se contempla una gran variedad de técnicas, de las cuales percusión (clapping), vibración manual/mecánica, drenaje postural provienen de técnicas convencionales. Otros procedimientos que se abordan son la respiración diafragmática, presión espiratoria positiva, drenaje autógeno, técnicas de espiración forzada, así como la tos dirigida.

9 BIBLIOGRAFÍA

1. Tortora GJ, Derrickson B. Principios de Anatomía y Fisiología. 13ª ed. México: Ed. Médica Panamericana; 2013.

2. Onmeda.es [Internet]; 2012 [actualizado el 10 Feb 2013; citado 12 Mayo de 2017]. Disponible en: http://www.onmeda.es/enfermedades/resfriado-definicion-1300-2.html

3. Gutiérrez de Tejada, G. Infecciones de las vías respiratorias. Rinitis viral o resfriado común. [Internet]. Disponible en: https://es.slideshare.net/gcarmenpromo/infecciones-de-vias-respiratorias

4. Onmeda.es [Internet]. 2016 [actualizado 5 Abr 2016; citado 12 Mayo de 2017]. Disponible en: http://www.onmeda.es/enfermedades/faringitis-definicion-9851-2.html

5. Cots JM, Alós JI, Bárcena M, Boleda X, Cañada JL, Gómez N et al. Recomendaciones para el manejo de la faringoamigdalitis aguda del adulto. Aten Primaria. 2015; 47(8): 532-543.

6. Cobos Hoyos JO. Proceso de atención de enfermería en infecciones respiratorias del adulto. [Internet]Machala 2017; [Citado 12 Mayo 2017]. Disponible en: http://repositorio.utmachala.edu.ec/bitstream/48000/10307/1/COBOS%20HOYOS%20JOSE%20OCTAVIO.pdf

7. Medline Plus [Internet]; 2016 [actualizado 30 Ene 2016; consultado 12 Mayo 2017]. Bronquitis aguda. [aprox. 2 pantallas] Disponible en: https://medlineplus.gov/spanish/ency/article/001087.htm

8. Luna Aljama J, Parra Moreno MD, Serrano Carmona JL. Cuidados de enfermería en la neumonía. Portales médicos. [Internet] 2016 [citado

12 Mayo 2017]; XI (11). Disponible en: http://www.revista-portalesmedicos.com/revista-medica/cuidados-enfermeria-neumonia/
9. Camacho Ponce AF, García López F, García López F, García Rodenas MJ, Garrijo Ortega MA, Martínez Quesada F, et al. Medidas para la prevención de neumonía asociada a ventilación mecánica. Sescam. 2012 [citado 12 Mayo 2017]. Disponible en: http://www.chospab.es/publicaciones/protocolosEnfermeria/docume ntos/dfe7c632ff70091501b2cdc4ff61e450.pdf
10. Global Initiative for chronic obstructive lungdisease. Guía de bolsillo para el diagnóstico, manejo y prevención de la EPOC. [Internet] 2017. p5-22. Disponible en: http://goldcopd.org/wp-content/uploads/2016/04/wms-spanish-Pocket-Guide-GOLD-2017.pdf
11. Grupo de trabajo de la Guía de Práctica Clínica para el Tratamiento de Pacientes con Enfermedad Pulmonar Obstructiva Crónica (EPOC). Guía de Práctica Clínica para el Tratamiento de Pacientes con Enfermedad Pulmonar Obstructiva Crónica (EPOC). Plan de Calidad para el Sistema Nacional de Salud del Ministerio de Sanidad, Servicios Sociales e Igualdad. Unidad de Evaluación de Tecnologías Sanitarias de la Agencia Laín Entralgo; 2012. Guías de Práctica Clínica en el SNS: UETS N° 2011/6.
12. Oliván Martínez E, Delgado Romero A, García Villanego L, Sánchez Montero J, Moreno Castro F. Procesos: Enfermedad pulmonar obstructiva crónica. [Internet]. Junta de Andalucía. Disponible en: http://www.juntadeandalucia.es/salud/export/sites/csalud/galerias/d ocumentos/p_3_p_3_procesos_asistenciales_integrados/enfermedad_ pulmonar_obstructiva_cronica/epoc_cuidados.pdf
13. Instituto Nacional de Gestión Sanitaria. Protocolos clínico terapéuticos de urgencias extrahospitalarias. 2013 [citado 13 mayo 2017] p:120-122. Disponible en: http://www.ingesa.msssi.gob.es/estadEstudios/documPublica/interne t/pdf/Protocolos_clinico_terapeuticos.pdf
14. Luna Aljama J, Parra Moreno MD, Serrano Carmona JL. Cuidados de enfermería en el edema agudo de pulmón. Portales Médicos. 2016 [citado 13 Mayo 2017]; XI(11). Disponible en: http://www.revista-portalesmedicos.com/revista-medica/cuidados-enfermeria-edema-agudo-pulmon/2/
15. Ortega Liarte JV, Martorell Pro AB, López Nicolás A. Guías Clínicas de Actuación en Urgencias. Servicios de urgencia del H.U. Los Arcos del Mar Menor. [Internet] 2011[Citado 13 Mayo 2017] p:212-216 Disponible en:

https://www.murciasalud.es/recursos/ficheros/232975-guias_clinicas.pdf

16. Serrano Carmona JL, Luna Aljama J, Parra Moreno MD. Cuidados de enfermería en el neumotórax. Portales Médicos [Internet] 2016. [Citado 13 Mayo 2017];XI(6). Disponible en: http://www.revista-portalesmedicos.com/revista-medica/cuidados-enfermeria-neumotorax/

17. Porcel JM, García-Gil D. Urgencias en enfermedades de la pleura. RevClin Esp. 2013;213(5):242-250

18. Cortes Telles A, Morales Villanueva CE, Figueroa Hurtado E. Hemotórax: etiología, diagnóstico, tratamiento y complicaciones. RevBiomed. 2016;27(3):119-126

19. Álvarez-Sala J. Manifestaciones clínicas de las enfermedades respiratorias. En: Farreras P, Rozman C. Medicina Interna. 17ª Edición. Barcelona: Elsevier; 2012. p. 619-623.

20. Sánchez M, Roca J, Agustí C, López L. Métodos diagnósticos. En: Farreras P, Rozman C. Medicina Interna. 17º Edición. Barcelona: Elsevier; 2012. p. 623-633.

21. Puente L, García J. Las pruebas funcionales respiratorias en las decisiones clínicas. Archivos de Bronconeumología [Internet]. 2012 [citado 10 Enero 2017];48(5):161-169. Disponible en: http://www.archbronconeumol.org/es/las-pruebas-funcionales-respiratorias-las/articulo/S0300289612000117/

22. Herdman T. Diagnosticos enfermeros: definiciones y clasificacion, 2009-2011. Barcelona: Elsevier; 2010.

23. Enfermeriaactual.com. Dominios y Clases [Internet]. Enfermeriaactual.com. 2017 [citado 10 Enero 2017]. Disponible en: http://enfermeriaactual.com/dominios-y-clases/2/

24. Blázquez Villacastín C. Hospital General Universitario Gregorio Marañón. Procedimiento: Administración de oxígeno. Comunidad de Madrid. [Internet] 2013. Disponible en: http://www.madrid.org/cs/Satellite?blobcol=urldata&blobheader=application/pdf&blobkey=id&blobtable=MungoBlobs&blobwhere=1352820207436&ssbinary=true

25. Florez Almonacid CI, Galvám Ledesma J, Giráldez Rodríguez A, Membrillo Fuentes M, Parra Perea J, Romero Bravo A. Oxigenoterapia [Internet] 2010. Disponible en: https://www.juntadeandalucia.es/servicioandaluzdesalud/hrs3/fileadmin/user_upload/area_enfermeria/enfermeria/procedimientos/procedimientos_2012/d1_oxigenoterapia.pdf

26. Unidad de apoyo a la calidad de los cuidados. Manual de Procedimientos Generales de Enfermería. Hospital Universitario

Virgen del Rocío. [Internet] 2012.Disponible en:
http://www.juntadeandalucia.es/agenciadecalidadsanitaria/observatori
oseguridadpaciente/gestor/sites/PortalObservatorio/es/galerias/desca
rgas/recursos_compartidos/procedimientos_generales_enfermeria_HU
VR.pdf

27. Cabello Villarreal C, Florez Almonacid CI, Ortiz Muñoz D,
Romero Bravo A. Ventilación con bolsa-Válvula-Mascarilla (BVM).
[Internet] 2011. Disponible en:
https://www.juntadeandalucia.es/servicioandaluzdesalud/hrs3/fileadm
in/user_upload/area_enfermeria/enfermeria/procedimientos/procedi
mientos_2012/rt20_ventilacion_bolsa_valvula_mascarilla.pdf

28. Hospital General Universitario Gregorio Marañón. Ventilación
asistida con resucitador manual y mascarilla. [Internet]. 2013.Disponible
en:
http://www.madrid.org/cs/Satellite?blobcol=urldata&blobheader=ap
plication/pdf&blobheadername1=Content-
disposition&blobheadername2=cadena&blobheadervalue1=filename=
Ventilaci%C3%B3n_asistida_con_resucitador_manual_y_mascarilla.pd
f&blobheadervalue2=language=es&site=HospitalGregorioMaranon&b
lobkey=id&blobtable=MungoBlobs&blobwhere=1352813140754&ssbi
nary=true

29. Bolea Clemente A, Florez Almonacid CI, Sánchez Sánchez M,
Morilla Rodríguez MA, Martinez Rodríguez A, Sanchez Ortiz S, et al.
Ventilación mecánica no invasiva.2010. [Internet]Disponible en:
https://www.juntadeandalucia.es/servicioandaluzdesalud/hrs3/fileadm
in/user_upload/area_enfermeria/enfermeria/procedimientos/procedi
mientos_2012/d6_ventilacion_mecanica_no_invasiva.pdf

30. Enfermería respira. [Internet]. Intubación (Indicaciones e inicio de
la ventilación mecánica). Disponible en:
http://www.enfermeriarespira.es/about/intubacion-indicaciones-e-
inicio-de-la-ventilacion-mecanica

31. Grupo de protocolización: Respiración oxigenación.
Procedimientos y protocolos generales de enfermería. Complejo
Hospitalario de Jaén. [Internet]. p: 40-44 Disponible en:
http://www.juntadeandalucia.es/servicioandaluzdesalud/chjfiles/pdf/
1367236675.pdf

32. FlorezAlmonacid CI, Romero Bravo A. Cuidado de pacientes con
cánula de traqueostomía. [Internet]2010. [Citado 8 Mayo 2017]
Disponible en:
https://www.juntadeandalucia.es/servicioandaluzdesalud/hrs3/fileadm
in/user_upload/area_enfermeria/enfermeria/procedimientos/procedi
mientos_2012/d5_cuidados_pacientes_canula_traqueostomia.pdf

33. Blázquez Villacastón C. Inhalación: aerosolterapia. Hospital General Unversitario Gregorio Marañón. 2013.[Internet] Disponible en: http://www.madrid.org/cs/Satellite?blobcol=urldata&blobheader=ap plication/pdf&blobkey=id&blobtable=MungoBlobs&blobwhere=1352 819764175&ssbinary=true

34. FlorezAlmonacid CI, Galván Ledesma J, Giráldez Rodríguez A, Membrillo Fuentes M, Parra Perea J, et al. Administración medicamentos por nebulización. 2013 [Internet]. Disponible en: https://www.juntadeandalucia.es/servicioandaluzdesalud/hrs3/fileadm in/user_upload/area_enfermeria/enfermeria/procedimientos/rt1_adm on_medicam_nebulizacion.pdf

35. FlorezAlmonacid CI, Giraldez Rodríguez A, Membrillo Fuentes M, Parra Perea J, Romero Bravo A. Administración de medicación por vía inhalatoria. 2010 [Internet].Disponible en: https://www.juntadeandalucia.es/servicioandaluzdesalud/hrs3/fileadm in/user_upload/area_enfermeria/enfermeria/procedimientos/procedi mientos_2012/rt3_admon_medicacion_via_inhalatoria.pdf

36. Cuidados enfermeros del paciente neurocrítico con monitoreo de la presión intracraneana. Enfermería: Cuidados Humanizados [Internet]. 2015 [citado 8 Enero 2017];4(1):33-39. Disponible en: http://revistas.ucu.edu.uy/index.php/enfermeriacuidadoshumanizados /article/view/529

37. Roldán M, Iza C, Fernández M, Sanz D, López E. Aspiración de secreciones de la vía aérea. 3ªEdición. Madrid: Hospital General Universitario Gregorio Marañón; 2013. Disponible en: http://www.madrid.org/cs/Satellite?blobcol=urldata&blobheader=ap plication%2Fpdf&blobkey=id&blobtable=MungoBlobs&blobwhere=1 352837382621&ssbinary=true

38. Peña A, Mayoral C, Almonacid F, Bravo R. Aspiración de secreciones orofaríngeas y traqueales. Córdoba: Hospital Universitario Reina Sofía; 2010.Disponible en: https://www.juntadeandalucia.es/servicioandaluzdesalud/hrs3/fileadm in/user_upload/area_enfermeria/enfermeria/procedimientos/procedi mientos_2012/d3_aspiracion_secreciones.pdf

39. Carpio R, Amanzi C, Bautista J, Álvarez C, Tapia E, García R et al. Guía de Reanimación Cardio Pulmonar Básica. Lima: EsSalud; 2011. Disponible en: http://www.essalud.gob.pe/downloads/escuela_emergencia/GUIA_C ARDIOPULMONAR.pdf

40. Hospital General Universitario Gregorio Marañón. Obstrucción de la vía aérea por un cuerpo extraño. Madrid: Hospital General

Universitario Gregorio Marañón; 2013. Disponible en:
http://www.madrid.org/cs/Satellite?blobcol=urldata&blobheader=ap
plication%2Fpdf&blobkey=id&blobtable=MungoBlobs&blobwhere=1
352812763916&ssbinary=true
41. Servicio de Salud y Prevención de Riesgos Laborales de la Junta de
Extremadura. Guía de Primeros Auxilios [Internet]. Ssprl.gobex.es.
2016 [citado 14 Enero 2017]. Disponible en:
http://ssprl.gobex.es/ssprl/web/guest/guia-primeros-auxilios
42. lineaysalud.com. Maniobra de Heimlich - Obstrucción de las vías
aéreas [Internet]. Linea y Salud. 2016 [citado 15 Enero 2017].
Disponible en: http://www.lineaysalud.com/primeros-
auxilios/maniobra-de-heimlich
43. Saldías F, Díaz O. Eficacia y seguridad de la fisioterapia respiratoria
en pacientes adultos con neumonía adquirida en la comunidad. Revista
Chilena de Enfermedades Respiratorias [Internet]. 2012 [citado 15
Enero 2017]; 28(3): 189-198. Disponible en:
http://www.scielo.cl/scielo.php?script=sci_arttext&pid=S0717-
73482012000300004
44. Pascual J. Fisioterapia respiratoria: Técnicas de higiene bronquial en
el paciente EPOC. 1ªEdición. Soria: Universidad de Valladolid: Escuela
Universitaria de Fisioterapia; 2014.Disponible en:
https://uvadoc.uva.es/bitstream/10324/5779/1/TFG-O%20162.pdf
45. Martí J, Vendrell M. Manual SEPAR de procedimientos
27.Técnicas manuales e instrumentales para el drenaje de secreciones
bronquiales en el paciente adulto. Barcelona: Fundación Respira &
Sociedad Española de Neumología y Cirugía Torácica; 2013.
Disponible en: http://separcontenidos.es/site/?q=node/191
46. Hospital General Universitario Gregorio Marañón. Ejercicios
Respiratorios. Madrid: Hospital General Universitario Gregorio
Marañón; 2014. Disponible en:
http://www.madrid.org/cs/Satellite?cid=1142605668379&language=e
s&pageid=1142605665110&pagename=HospitalGregorioMaranon%2
FHOSP_Contenido_FA%2FHGMA_generico

10 ANEXOS

ANEXO 1. FIGURA 1
Figura 1. Estructuras respiratorias.

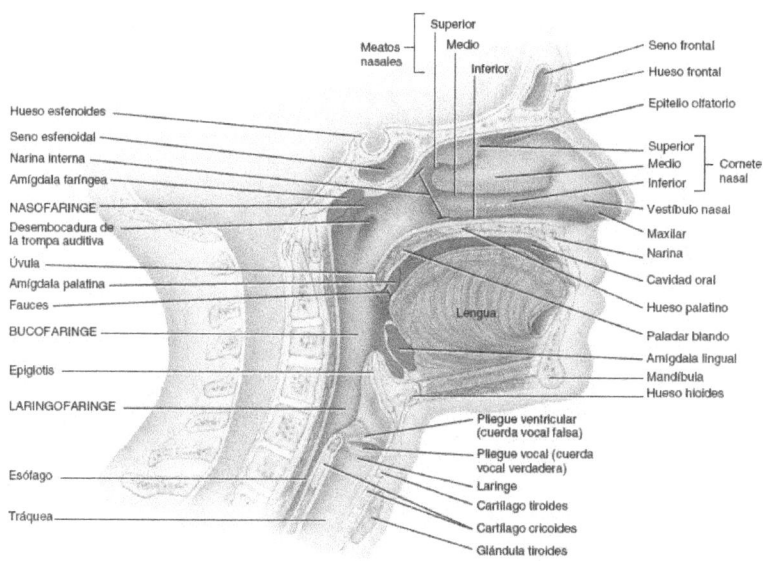

Fuente: Tortora GJ, Derrickson B. Principios de Anatomía y Fisiología. 13ª ed. México: Ed. Médica Panamericana; 2013.

EDITOR: *Diego Molina Ruiz*

ANEXO 2. FIGURA 2

Figura 2. Estructuras externas de la Nariz.

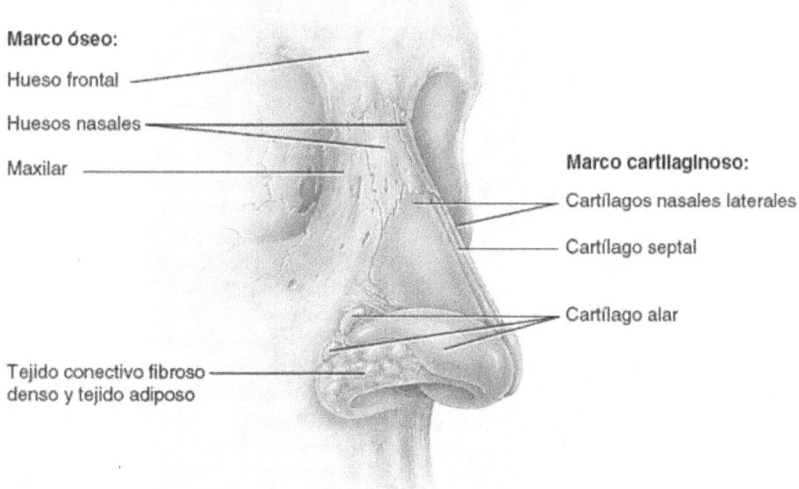

Marco óseo:

Hueso frontal

Huesos nasales

Maxilar

Marco cartilaginoso:

Cartílagos nasales laterales

Cartílago septal

Cartílago alar

Tejido conectivo fibroso denso y tejido adiposo

Fuente: Tortora GJ, Derrickson B. Principios de Anatomía y Fisiología. 13ª ed. México: Ed. Médica Panamericana; 2013.

EDITOR: *Diego Molina Ruiz*

ANEXO 3. FIGURA 3
Figura 3. Cartílagos de la laringe.

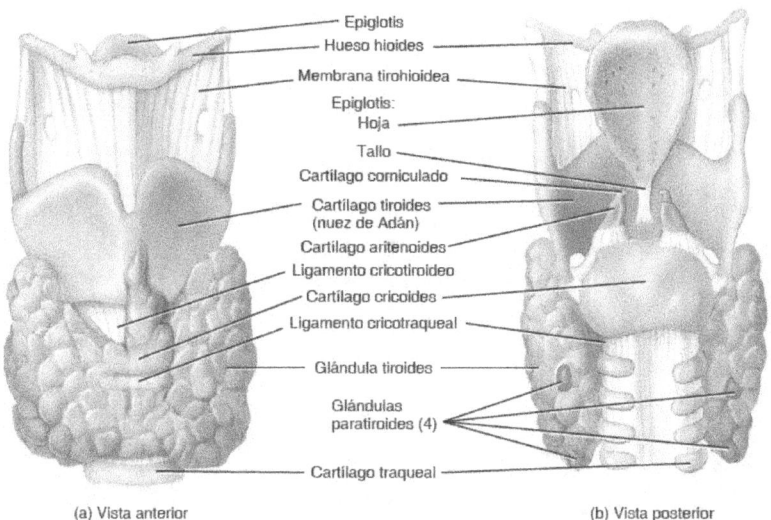

(a) Vista anterior

(b) Vista posterior

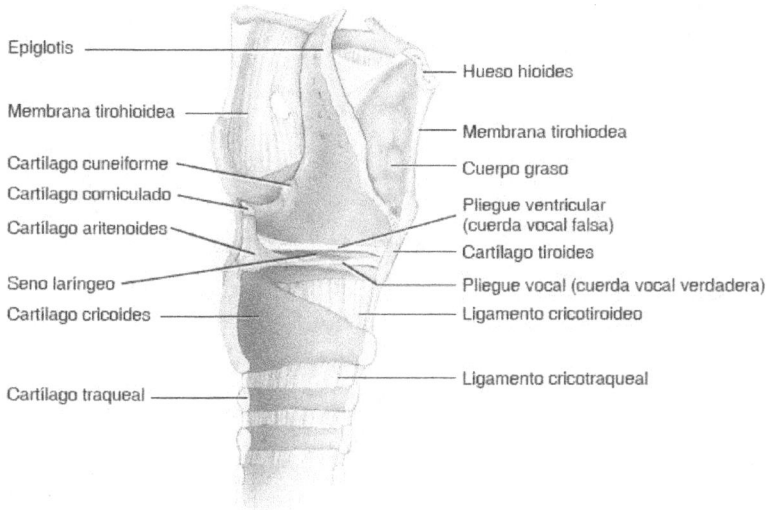

(c) Corte sagital

Fuente: Tortora GJ, Derrickson B. Principios de Anatomía y Fisiología. 13ª ed. México: Ed. Médica Panamericana; 2013.

EDITOR: *Diego Molina Ruiz*

ANEXO 4. FIGURA 4
Figura 4. Árbol bronquial.

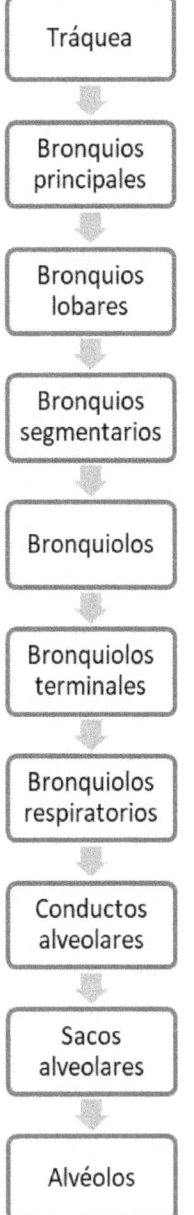

Fuente: Elaboración propia.

EDITOR: *Diego Molina Ruiz*

ANEXO 5. FIGURA 5
Figura 5. Estructura de los pulmones.

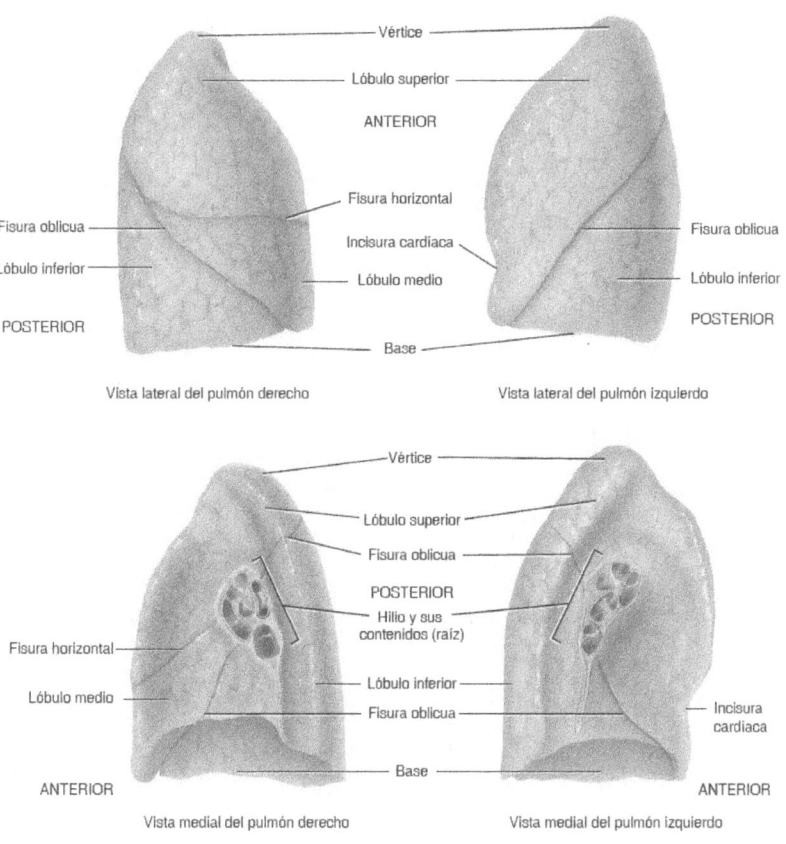

Fuente: Tortora GJ, Derrickson B. Principios de Anatomía y Fisiología. 13ª ed. México: Ed. Médica Panamericana; 2013.

EDITOR: *Diego Molina Ruiz*

ANEXO 6. FIGURA 6

Figura 6. Volúmenes y capacidades pulmonares.

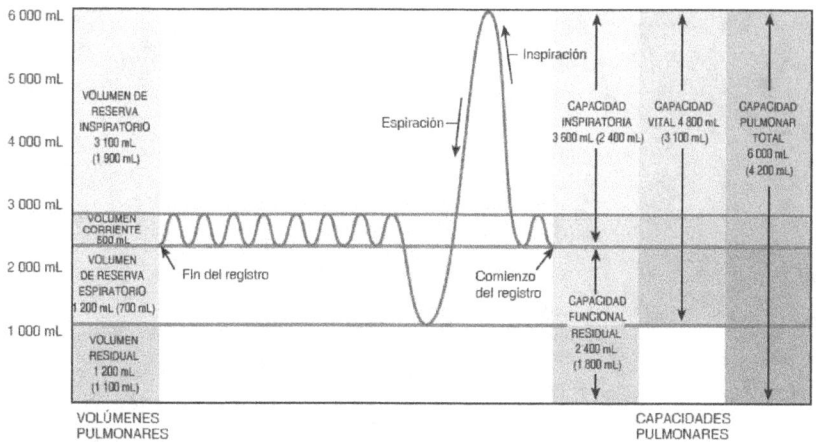

Fuente: Tortora GJ, Derrickson B. Principios de Anatomía y Fisiología. 13ª ed. México: Ed. Médica Panamericana; 2013.

EDITOR: *Diego Molina Ruiz*

ANEXO 7. TABLA 1

Tabla 1. Manejo de la obstrucción de las vías aéreas.

Adultos y niños conscientes

- Identificación del rescatante.
- Indicar su ayuda y lo que se le va a realizar.
- Pedir que separe las piernas.
- Colocarse detrás de la víctima.
- Ubique cicatriz umbilical y apéndice xifoides en el punto medio coloque el puño de una mano.
- Rodear la cintura con los brazos y con una mano en forma de puño.
- El puño se sostiene con la otra mano y se presione el abdomen con un movimiento rápido hacia dentro y arriba.
- Evitar comprimir sobre el apéndice xifoideo la pared costal inferior, para evitar daño en órganos internos.
- Realizar compresiones hasta que el cuerpo extraño sea expulsado o la víctima se tome inconsciente.

Lactante consciente

- Se coloca al lactante sobre el antebrazo del rescatador, con la cabeza más baja que el resto del cuerpo, la cabeza se sostiene manteniendo una presión firme sobre la mandíbula.
- El rescatador descansa el antebrazo sobre su muslo
- Con el talón de la mano se dan cinco golpes fuertes en la espalda (región intraescapular).
- Luego el rescatador coloca la mano libre sobre la espalda del lactante, de tal manera que el infante queda sostenido entre las dos manos.
- Se sostiene la cabeza y el cuello del lactante y es colocado boca arriba siendo apoyado en el muslo del rescatador, con la cabeza más baja que el tronco.
- Se aplican cinco compresiones en el tórax anterior en la misma área anatómica que para RCP, con una frecuencia más lenta.
- Abrir la cavidad oral y observar la presencia de un cuerpo extraño.
- Retirar el cuerpo extraño con el dedo meñique si es observado.
- Si hay pérdida de pulso o estado de inconsciencia se inicia RCP.

Adultos y niños inconscientes

- En pérdida del conocimiento se coloca a la víctima en decúbito dorsal sobre el piso.
- Active el SEM si aún no ha sido activado.
- El rescatador se coloca a un costado de la víctima e inicia RCP.
- Se revisa cavidad oral antes de dar las 2 ventilaciones en busca el cuerpo extraño, si se observa retírelo con los dedos en forma de pinza.
- Cuando da las 2 ventilaciones verifique si se eleva el tórax a fin de confirmar si la vía aérea quedó permeable.
- Si la vía aérea ya está permeable por liberar el cuerpo extraño, pase a comprobar pulso carotideo.
- Si no hay pulso se inicia RCP y conectar el desfibrilador externo automático (DAE).

Fuente: Carpio R, Amanzi C, Bautista J, Álvarez C, Tapia E, García R et al. Guía de Reanimación Cardio Pulmonar Básica. Lima: EsSalud; 2011. Disponible en: http://www.essalud.gob.pe/downloads/escuela_emergencia/GUIA_CARDIOPU LMONAR.pdf

ANEXO 8. FIGURA 7.

Figura 7. Maniobra de Heimlich en adultos y niños.

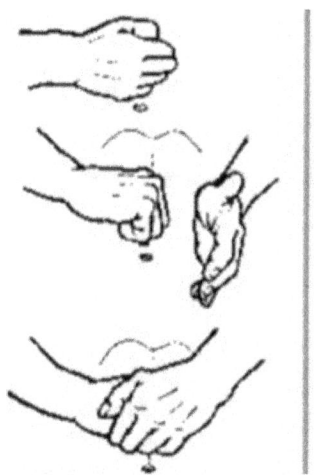 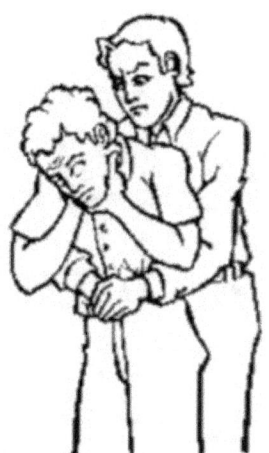

Fuente: lineaysalud.com. Maniobra de Heimlich - Obstrucción de las vías aéreas [Internet]. Linea y Salud. 2016 [citado 15 Enero 2017]. Disponible en: http://www.lineaysalud.com/primeros-auxilios/maniobra-de-heimlich

EDITOR: *Diego Molina Ruiz*

ANEXO 9. FIGURA 8

Figura 8. Maniobra de Heimlich en lactantes.

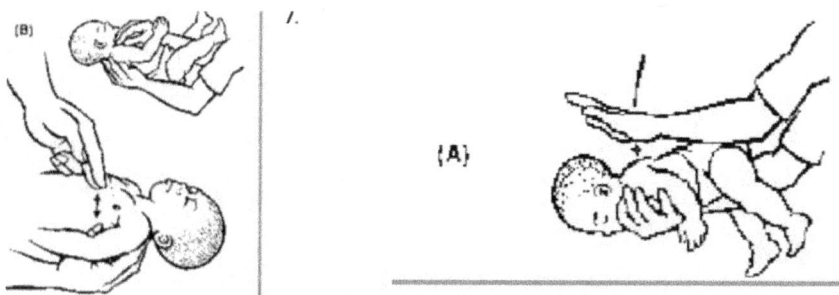

Fuente: lineaysalud.com. Maniobra de Heimlich - Obstrucción de las vías aéreas [Internet]. Linea y Salud. 2016 [citado 15 Enero 2017]. Disponible en: http://www.lineaysalud.com/primeros-auxilios/maniobra-de-heimlich

EDITOR: *Diego Molina Ruiz*

SOBRE EL EDITOR

DIEGO MOLINA RUIZ, Puertollano (Ciudad Real), 15 de Febrero de 1959.

Formación académica

Licenciado en Enfermería. Universidad Hogeschool Zeeland (Holanda) 2002. Especialista en Enfermería Médico-Quirúrgica. Master en Ciencias de la Enfermería. Universidad de Huelva. Diploma de Estudios Avanzados en Medicina Preventiva y Salud Pública, Universidad de Huelva.

Lugar de trabajo

Enfermero Comunitario UGC Gibraleón del Distrito Sanitario Huelva Costa Condado Campiña.

Profesor asociado Departamento de Enfermería, Universidad de Huelva.

Experiencia previa

Autor y Editor de editorial especializada CC SS. Enfo Ediciones, FUDEN, Madrid.

Como docente ha impartido los Módulos 6 sobre Técnicas de Resonancia Magnética y 7 sobre Técnicas de asistencia en Exploraciones Ecográficas del Curso de Formación Profesional Ocupacional "Técnico en Radiodiagnóstico" con Expediente 98/2005/J/221 y N° 21 – 15, de la Consejería de Empleo de la Junta de Andalucía, con un total de 250 horas docentes.

Desde 2006 desarrolla labor docente como profesor asociado en la Universidad de Huelva.

Experiencia investigadora

- **Líneas de investigación:** Salud Laboral, Atención Primaria, Preanalítica, Salud Mental.

- **Participación en proyectos de investigación**
  - Investigador colaborador en el proyecto FIS 12/ 1099.
  - En la actualidad participa en un proyecto de investigación en salud FIS.

- **Participación en proyectos editoriales**
  Más de 40 artículos publicados en revistas de enfermería y biomédicas, nacionales e internacionales. Más de 65 capítulos de libros y 36 libros como autor y coordinador.

Otros méritos

Miembro del Comité de Ética Asistencial de Huelva.

SOBRE LAS AUTORAS

ALBA FLORES REYES, Huelva, 19 Noviembre de 1993.

Formación académica

Graduada en Enfermería, Universidad de Huelva. Año 2011-2015.

Máster Oficial Universitario en Dirección y Gestión de Enfermería, Universidad Europea de Madrid (UEM). Año 2015-2016.

Diploma de Personal Competencies Trainer año 2016. Universidad Europea de Madrid (UEM).

Experto en Seguridad del Paciente, UNED. Año 2016/2017.

Experto en Cuidados Intensivos Neonatales. Universidad CEU Cardenal Herrera. Año 2016/2017.

Experiencia Prácticas Universitarias

Amplia formación universitaria con prácticas asistenciales en diferentes ámbitos: Hospital de día Juan Ramón Jiménez (Enero-Abril curso académico 2012/2013); Centro de Salud "El Molino"(Mayo-Junio curso académico 2012/2013); Área Quirúrgica Juan Ramón Jiménez (Septiembre-Noviembre curso académico 2013/2014); Medicina Interna Infanta Elena (Enero-Febrero curso académico 2013/2014); Laboratorio y Rx Infanta Elena (Marzo-Abril curso académico 2013/2014); Centro de salud "La Orden" (Mayo-Junio curso académico 2013/2014); Pediatría-Neonatos-UCIN Juan Ramón Jiménez (Septiembre-Noviembre curso académico 2014/2015); Urgencias infanta Elena (Noviembre-Diciembre curso académico 2014/2015); Comunidad Terapéutica Vázquez Díaz (Enero-Marzo curso académico 2014/2015); Unidad de Cuidados Intensivos

Polivalente Juan Ramón Jiménez (Marzo-Mayo-Junio curso académico 2014/2015).

Experiencia profesional

Centro Radiológico Computer SA (CERCO), Río Tinto, Huelva. Mayo 2017.

Hospital Viamed Santiago, Huesca. Área de Hospitalización y consultas. Junio-Octubre 2017.

Otras actividades

Desde 2014 realiza actividades de voluntariado en Cruz Roja en proyectos de "Infancia Hospitalizada".

Monitora en Jornadas Masivas de RCP Básica en Instituto Alto Conquero (Huelva), invitada por 061, en Octubre de 2014.

Participación en Encuentros CONCIENCIA diabetes desde el año 2013.

Coordinadora y autora del libro **HERIDAS AGUDAS.** *Notas sobre el cuidado de heridas. Vol. 1*. ISBN: 978-1534657052. Fecha de publicación: 13/06/2016

Autora del libro **PIE DIABÉTICO.** *Notas sobre el cuidado de heridas. Vol. 1.* Vol. 1
ISBN: 978-1537741086. Fecha de publicación: 16/09/2016

Coordinadora y autora del libro **HERIDAS QUIRÚRGICAS.** *Notas sobre el cuidado de heridas. Vol.1.* ISBN: 978-1537755236. Fecha de publicación:
17/09/2016

Coordinadora y autora de la guía de **HERIDAS QUIRÚRGICAS.** *Notas sobre el cuidado de heridas. Vol.2.* ISBN: 978-1539768449

Coordinadora y autora del libro **ÚLCERAS VASCULARES.** *Notas sobre el cuidado de heridas. Vol.1.* ISBN: 978-1539491453. Fecha de publicación: 7/10/2016.

Coordinadora y autora del libro **HERIDAS TRAUMÁTICAS.** Notas sobre el cuidado de heridas. Vol.1. ISBN: 978-1539815884 Fecha de publicación: 27/10/2016

Coordinadora y autora de la guía **HERIDAS TRAUMÁTICAS.** Notas sobre el cuidado de heridas. Vol.2. ISBN: 978-1539831549 Fecha de publicación: 29/10/2016

Autora de **JÓVENES Y DIABETES:** *Uso del medidor continúo de glucosa.* ISBN: 978-1539305743. Fecha de publicación: 30/09/2016

Coordinadora editorial y autora del libro **NECESIDAD DE SEGURIDAD.** *"NOTAS SOBRE LAS 14 NECESIDADES DE VIRGINIA HENDERSON".* Vol.9. ISBN: 978-1973958543 Fecha de publicación: 17/07/2017

Coordinadora del Proyecto Editorial *"NOTAS SOBRE LAS 14 NECESIDADES DE VIRGINIA HENDERSON".* Autora de 4 libros, algunos en proceso de publicación.

Ponencias y participación en Congresos

Póster en Congreso FEAFES "Burnout en profesionales de Enfermería". Año 2017.

Póster en Congreso FEAFES "Trastornos mentales en adultos mayores hospitalizados y la importancia de enfermería en su manejo". Año 2017.

Póster en Congreso FEAFES "Trastornos de ansiedad". Año 2017.

Póster en VIII Congreso Internacional virtual de Enfermería y Fisioterapia "Ciudad de Granada". Con el título "Riesgo de caídas en pacientes hospitalizados". Año 2017.

————·————

SANDRA OLIVERA DOMINGUEZ, Nerva (Huelva), 3 de Septiembre de 1993.

Formación académica.

Graduada Universitaria en Enfermería. Universidad de Huelva 2016.

Experto Universitario: Actuación de enfermería en Urgencias y Emergencias. Universidad a distancia de Madrid (Mayo 2017)

Experiencia previa.

Monitora en Cruz Roja en el proyecto dirigido a la prevención de las Infecciones de Transmisión Sexual (No te la juegues).

TÍTULOS DE LA COLECCIÓN
Notas sobre las 14 Necesidades de Virginia Henderson *(14 Libros)*

EDITOR: *Diego Molina Ruiz*

Diego Molina Ruiz es ante todo un estudioso de los temas Socio-Sanitarios de actualidad. Autor y editor de diversos libros científico-técnicos relacionados con la salud y el medio ambiente.

En la actualidad trabaja para el Servicio Andaluz de Salud y como profesor de la Universidad de Huelva, donde participa como investigador de proyectos del Fondo de Investigaciones Sanitarias (FIS).

Nota del Editor:

Para poder atender cualquier consulta relacionada con el presente libro o bien con la colección a la que pertenece, quedo en todo momento a disposición de todos los lectores en la siguiente dirección de correo electrónico:

molina.moreno.editores@gmail.com

Edición impresa en papel y ebook disponible en:

www.amazon.com y www.amazon.es

EDITOR: *Diego Molina Ruiz*

Copyright © 2017 Diego Molina Ruiz (Editor)

Edita: sapientiaEd diegomolinaruiz@gmail.com

Coordinadora Editorial: Alba Flores Reyes

Diseño de portada: Diego Molina Ruiz

Imagen de portada: María López Zapata

Título del Libro: Necesidad de Respiración

Libro número 1

Serie: Notas sobre las 14 Necesidades de Virginia Henderson

Primera edición: 27/07/2017

Nº de páginas: 129

Autora: Alba Flores Reyes

Autora: Sandra Olivera Domínguez

ISBN-10: 1974154807
ISBN-13: 978-1974154807

Edición impresa en papel y ebook disponible en:
www.amazon.com y www.amazon.es